Dr. med. Götz Blome

Das praktische Handbuch
zur Bach-Blüten-Therapie

Dr. med. Götz Blome

Das praktische Handbuch zur Bach-Blüten-Therapie

Das Basiswerk für Selbstbehandler
und Therapeuten

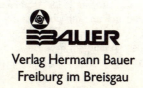

Verlag Hermann Bauer
Freiburg im Breisgau

Die Deutsche Bibliothek – CIP-Einheitsaufnahme

Blome, Götz:
Das praktische Handbuch zur Bach-Blüten-Therapie :
das Basiswerk für Selbstbehandler und Therapeuten /
Götz Blome. –
1. Aufl. – Freiburg im Breisgau : Bauer, 1998
   ISBN 3-7626-0596-3

1. Auflage 1998
ISBN 3-7626-0596-3
© 1998 by Verlag Hermann Bauer KG, Freiburg im Breisgau
Das gesamte Werk ist im Rahmen des Urheberrechtsgesetzes geschützt.
Jegliche vom Verlag nicht genehmigte Verwertung ist unzulässig und strafbar.
Dies gilt auch für die Verbreitung durch Film, Funk, Fernsehen,
photomechanische Wiedergabe, Tonträger jeder Art, elektronische Medien
sowie für auszugsweisen Nachdruck und die Übersetzung.
Einband: Ralph Höllrigl, Freiburg im Breisgau
Satz: Fotosetzerei Scheydecker, Freiburg im Breisgau
Druck und Bindung: Freiburger Graphische Betriebe, Freiburg im Breisgau
Printed in Germany

INHALT

Eine Vorbemerkung zu diesem Buch 8

Kurzbeschreibung aller Bach-Mittel 10

Grundlagen der Bach-Blüten-Therapie 15
    Warum Bach-Blüten-Therapie? 16
    Heilung durch die Bach-Blüten-Therapie 18
    Einsatzmöglichkeiten und Grenzen 27
    Erfolgsaussichten der Bach-Blüten-Therapie 30
    Eigenarten der Bach-Mittel 31

Die 38 Bach-Mittel 35
    Das Notfall-Mittel (Rescue Remedy) 36
    Agrimony 37
    Aspen 41
    Beech 44
    Centaury 48
    Cerato 51
    Cherry Plum 54
    Chestnut Bud 57
    Chicory 60
    Clematis 64
    Crab Apple 67
    Elm 70
    Gentian 72
    Gorse 75
    Heather 79
    Holly 82
    Honeysuckle 84
    Hornbeam 87
    Impatiens 90
    Larch 93
    Mimulus 97
    Mustard 101

Oak 104
Olive 107
Pine 109
Red Chestnut 114
Rock Rose 117
Rock Water 120
Scleranthus 123
Star of Bethlehem 126
Sweet Chestnut 129
Vervain 133
Vine 136
Walnut 139
Water Violet 142
White Chestnut 145
Wild Oat 147
Wild Rose 150
Willow 152

Die Praxis der Bach-Blüten-Therapie 155
  Dosierung und Einnahme der Mittel 156
  Wichtige Gesichtspunkte für die Wahl der geeigneten Mittel ... 160
  Anleitung für Auswahl und Einsatz der Mittel 166
  Die vier Einsatzgebiete der Bach-Blüten-Therapie ... 168
    I. Psychische Probleme und Störungen 168
    II. Körperliche oder psychische Krankheiten 172
    III. Persönlichkeitsentwicklung / Charakterverbesserung. ... 177
    IV. Die Lösung bestimmter Probleme 180
  Die Mittelbestimmung 182
  Die fünf Fragebögen 184
    1. Fragebogen 184
    2. Fragebogen 193
    3. Fragebogen 198
    4. Fragebogen 204
    5. Fragebogen 213

Anhang 221
   Die Herstellung der Bach-Mittel 222
   Einteilung der Mittel durch Dr. Bach 223
   Die Biographie von Dr. Edward Bach 225
   Literatur 226
   Stichwortverzeichnis 227

Eine Vorbemerkung zu diesem Buch

Liebe Leserin, lieber Leser,

die Bach-Blüten-Therapie ist eine faszinierende und besonders menschenwürdige Therapie. Daß sie – trotz Ablehnung seitens der offiziellen Wissenschafts-Medizin – immer mehr begeisterte Anhänger findet, ist angesichts ihrer erstaunlichen Heilerfolge nicht verwunderlich.

Wenn Sie sie einmal richtig kennengelernt haben, werden Sie sie nicht mehr missen wollen. Sie ist wie ein guter, schützender Geist, der Sie durchs Leben begleitet, Ihnen bei Problemen und Konflikten hilft, Sie vor Schwierigkeiten und Krankheiten bewahrt.

Wie man aber einen guten Geist bei seinem richtigen Namen anrufen muß, damit er zu Hilfe kommt, so muß man auch wissen, welche Mittel wann einzusetzen sind. Nur der richtige Schlüssel kann das Schloß öffnen, nur die richtigen Mittel können die gewünschte Hilfe bringen. Deshalb ist es von entscheidender Wichtigkeit, daß man die Mittel gut kennt – nicht nur in der oberflächlichen Beschreibung, die man in Illustrierten, Handzetteln und vielen einfachen Büchern findet, sondern in ihrem psychologischen Wesensgehalt.

Alles Lebendige entwickelt sich weiter, und auch eine Heilweise wächst und verändert sich unter dem Einfluß der täglichen Erfahrungen ihrer Anwender. Aufgrund der psychologischen Entschlüsselung der einzelnen Mittel hat es in der Bach-Blüten-Therapie viele Fortschritte gegeben, die sehr weitgehende neue therapeutische Möglichkeiten sowohl bei Alltags- als auch bei Persönlichkeitsproblemen erschließen. Zudem können einige Mittel, die aufgrund der von Bach gegebenen Definitionen bisher nur in extremen Situationen eingesetzt wurden, jetzt auch ausgesprochen segensreich im täglichen Leben verwendet werden.

Alle diese Neuerungen finden Sie im vorliegenden Buch, das Ihnen das gesamte Grundwissen über die Bach-Blüten-Therapie vermittelt. Sie können damit als Anfänger/in bereits eine gute Therapie betreiben und als Fortgeschrittene/r Ihr Wissen vertiefen. Diejenigen, die ihre Kenntnisse noch mehr erweitern wollen, werden sich wahrscheinlich auch für meine anderen drei Bücher über die Bach-Blüten-Therapie interessieren.

Deshalb möchte ich Ihnen kurz erläutern, worin diese sich unterscheiden. Jedes Buch enthält andere Themen und Informationen.

Mit Blumen heilen
In diesem Grundlagen-Buch finden Sie u. a.
- viele grundsätzliche und praktische Erläuterungen und Informationen.
- eine Darstellung der einzelnen Mittel in Form persönlicher Ansprachen, deren Lektüre bereits einen therapeutischen Effekt hat.
- ein großes Kapitel, in dem die Beziehung zwischen Astrologie und Bach-Blüten-Therapie erklärt wird. Gleichzeitig erfahren Sie, wie man mit Hilfe des Horoskopes die wichtigsten Bach-Mittel für die Persönlichkeitsentwicklung und Charaktertherapie finden kann.

Das neue Bach-Blüten-Buch
Dieses Buch bietet vor allem praktische Informationen und ist als Aufbau-Lektüre zu jedem anderen Bach-Blüten-Buch konzipiert. Es besteht aus drei Teilen.
- Teil 1: eine leicht verständliche und zugleich gründliche psychologische Analyse der einzelnen Mittel mit therapeutischen Tips.
- Teil 2: die häufigsten Mittel-Kombinationen mit genauer Erklärung.
- Teil 3: das therapeutische Lexikon, in dem die wichtigsten Probleme und Beschwerden erläutert und die dafür geeigneten Mittel angegeben werden.

Heile dein Kind an Körper und Seele
Ein Gesundheitsratgeber für die ganze Familie, der eigentlich aus drei Büchern besteht:
- einer leicht verständlichen, psychologisch fundierten Darstellung der kindlichen Probleme mit Lösungsvorschlägen.
- einem Krankheitslexikon für Diagnose und Therapie mit homöopathischer Medizin.
- einem großen Kapitel über die Bach-Blüten-Therapie bei Kindern.

Ich hoffe, daß Ihnen dieses Buch zum treuen und hilfreichen Begleiter wird und würde mich über Ihre Anregungen oder Einwände freuen.

Götz Blome

PS.: Wenn Sie an Bach-Blüten-Seminaren interessiert sind, schreiben Sie mir bitte unter folgender Adresse:
Postfach 5205, 79100 Freiburg.

Kurzbeschreibung aller Bach-Mittel

Nr. 1 Agrimony (Odermennig)
Künstlichkeit, Unehrlichkeit, Verlegenheit, Feigheit. Spannungen oder innere Qualen durch Verdrängen oder Verleugnen von Problemen und Konflikten. Süchte. Verkrampfungen. Schmerzen.

Nr. 2 Aspen (Zitterpappel)
Unerklärliche Ängste und Ahnungen, unheimliche Gefühle. Lebens- oder Zukunftsangst.

Nr. 3 Beech (Rotbuche)
Einerseits: spontane Abneigung, Ablehnung, Nörgelei, Kritiksucht, Unverträglichkeit. Allergien. *Andererseits*: übertrieben positive Haltung als Überkompensation einer tiefsitzenden Intoleranz.

Nr. 4 Centaury (Tausendgüldenkraut)
Übertriebene Gutmütigkeit, Nachgiebigkeit, Gehorsam, Anpassung oder Unterwürfigkeit, die oft Ausnützung oder Erpressung zur Folge haben.

Nr. 5 Cerato (Bleiwurz)
Unsicherheit, Unselbständigkeit. Bedürfnis nach Rat und Führung. Furcht vor Fehlern.

Nr. 6 Cherry Plum (Kirschpflaume)
Gefühlsüberdruck, Aufgewühltheit, Hysterie, Gefühlsqual. Kurzschlußhandlungen, Psychosen.

Nr. 7 Chestnut Bud (Roßkastanienknospen)
Unaufmerksamkeit, Lernschwäche, so daß immer wieder die gleichen Fehler gemacht werden. Geistige Minderentwicklung.

Nr. 8 Chicory (Wegwarte)
Starke Fürsorge für andere mit dem (oft unbewußten) Wunsch, Bindungen oder Abhängigkeiten zu erzeugen. Eifersucht. Übertriebenes Liebesbedürfnis. Begehrlichkeit, Selbstmitleid bei unerfüllten Wünschen.

Nr. 9 CLEMATIS (Weiße Waldrebe)
Tagträumerei, Vergeßlichkeit, Indolenz, Interesselosigkeit, Schlamperei, Weltfremdheit, Bewußtseinsstörungen, Todessehnsucht.

Nr. 10 CRAB APPLE (Holzapfel)
Zwanghaftes Sauberkeits- und Ordnungsbedürfnis, Pingeligkeit. Horror vor Verunreinigung, Ekel. Vergiftungsgefühl, gesundheitliche Hypochondrie. Sexualprobleme durch Ekel oder Beschmutzungsgefühle. Sich-unschön-finden.

Nr. 11 ELM (Ulme)
Akutes Versagensgefühl durch Überbelastung. Blockierte Leistungsfähigkeit.

Nr. 12 GENTIAN (Bitterer Enzian)
Willensschwäche, ungenügendes Durchhaltevermögen. Entmutigung bei Schwierigkeiten. (Reaktive) Depression durch Mißerfolge. Rückfallgefahr in der Heilungsphase.

Nr. 13 GORSE (Stechginster)
Pessimismus, Hoffnungslosigkeit.

Nr. 14 HEATHER (Heidekraut)
Starkes Bedürfnis nach Gesellschaft, Anerkennung und Sympathie. Angst vor Einsamkeit und Ablehnung. Aufdringlichkeit. Geschwätzigkeit. Geltungssucht, Angeberei.

Nr. 15 HOLLY (Stechpalme)
Negative Haltungen jeder Art. Unfreundlichkeit, Ärger, Reizbarkeit, Eifersucht, Mißtrauen, Neid.

Nr. 16 HONEYSUCKLE (Geißblatt)
Wehmütige Erinnerungen, Trauer, Heimweh, Sehnsucht. Zu wenig Interesse an der Gegenwart.

Nr. 17 HORNBEAM (Hainbuche)
Überforderungsgefühl im Alltag oder bei bestimmten Aufgaben.

Nr. 18 IMPATIENS (Drüsentragendes Springkraut)
Ungeduld, Hetzerei, Unruhe, Nervosität. Juckreiz.

Nr. 19 LARCH (Lärche)
Mangel an Selbstvertrauen. Minderwertigkeitsgefühle.

12 Kurzbeschreibung aller Bachmittel

Nr. 20 MIMULUS (Gefleckte Gauklerblume)
Furcht. Alltagsängste. Allgemeine Ängstlichkeit.

Nr. 21 MUSTARD (Ackersenf)
Trübe Stimmung, Niedergeschlagenheit, Schwermut. Unerklärliche Depressionen.

Nr. 22 OAK (Eiche)
Unnachgiebigkeit, Verbissenheit. Durchhalten um jeden Preis. Streß durch Nicht-loslassen-können.

Nr. 23 OLIVE (Olive)
Erschöpfung an Körper und/oder Seele.

Nr. 24 PINE (Kiefer)
Schlechtes Gewissen, Schuldgefühle, Skrupel. Selbstverurteilung. Angst vor Kritik und Strafe. Zwanghafte Anständigkeit. Perfektionismus. Moralisch bedingte Sexualprobleme.

Nr. 25 RED CHESTNUT (Rote Kastanie)
Selbstlose Sorge um andere. Krankmachendes Mitleid.

Nr. 26 ROCK ROSE (Gelbes Sonnenröschen)
Angst- und/oder Panikstimmung. Verlust der Geistesgegenwart. Notfälle.

Nr. 27 ROCK WATER (Wasser aus einer Heilquelle)
Zu starke Selbstdisziplin, Asketentum, Anti-Luxus-Haltung, Unterdrückung der eigenen Gefühle, Triebe und Wünsche.

Nr. 28 SCLERANTHUS (Einjähriger Knäuel)
Entscheidungsschwäche, Labilität. Ablenkbarkeit, Sprunghaftigkeit. Innere Zerrissenheit.

Nr. 29 STAR OF BETHLEHEM (Doldiger Milchstern)
Negative Folgen von Schocks, Schrecken oder unerfreulichen Situationen. Trostbedürftigkeit. Unglücklich-Sein.

Nr. 30 SWEET CHESTNUT (Edelkastanie)
Verzweiflung, Ausweglosigkeit.

Nr. 31 VERVAIN (Eisenkraut)
Weltverbesserei, Aufdringlichkeit, Intoleranz, Missionarismus. Übertriebener Tatendrang und Begeisterung. Streß.

Nr. 32 VINE (Weinrebe)
Intoleranz, Schulmeisterei, Besserwisserei, Dogmatismus. Herrschsucht.

Nr. 33 WALNUT (Walnuß)
Beeinflußbarkeit. Mangelnde seelische (und/oder körperliche) Abwehrkraft. Körperliche Umstellung. Jede Art von Neubeginn.

Nr. 34 WATER VIOLET (Sumpfwasserfeder)
Kontaktprobleme, Isolation, Distanziertheit, Stolz. Bindungsangst. Platzangst, übertriebenes Freiheitsbedürfnis.

Nr. 35 WHITE CHESTNUT (Roßkastanie)
Unangenehme Zwangsgedanken, geistige Überdrehtheit, Konzentrationsstörungen.

Nr. 36 WILD OAT (Waldtrespe)
Ziel- und Konzeptlosigkeit, Unklarheit. Unzufriedenheit durch Sinnmangel.

Nr. 37 WILD ROSE (Heckenrose)
Initiativelosigkeit. Resignation und Apathie.

Nr. 38 WILLOW (Weide)
Beleidigt-Sein, Unfähigkeit, sich mit Unerfreulichem abzufinden, Verbitterung, Vorwurfshaltung, Enttäuschung, Groll, Schicksalshader. Selbstgerechtigkeit.

RESCUE REMEDY – Das Notfall-Mittel
Alle Not- und Ausnahmesituationen, in denen schnelle Hilfe erforderlich ist oder man nicht mehr weiterweiß.

Grundlagen der Bach-Blüten-Therapie

Warum Bach-Blüten-Therapie?

Die Bach-Blüten-Therapie (BBT) ist eine außergewöhnliche und besonders menschenwürdige Heilweise. Sie wurde ca. 1930 von dem englischen Arzt Dr. *Edward Bach* entwickelt, der eine natürliche, nebenwirkungsfreie und von jedermann leicht anwendbare Medizin suchte, die wirklich ganzheitlich heilen sollte (wobei ganzheitlich bedeutet, daß der Mensch als untrennbare Einheit aus Seele und Körper betrachtet und behandelt wird).

Die Bach-Blüten-Therapie besteht aus 38 Heilmitteln, die überwiegend aus den Blüten wildwachsender Blumen und Bäume hergestellt werden. Die speziellen Heilkräfte der verwendeten Blüten werden auf einfache Weise auf Wasser übertragen, das dann in verdünnter Form als Medikament genommen wird.

Die Bach-Blüten-Therapie hat in den mehr als sechzig Jahren ihres Bestehens in der ganzen Welt begeisterte Anhänger gefunden und erlebt in neuester Zeit einen enormen Aufschwung. Das ist kein Zufall, denn sie behandelt den Menschen nicht – wie die kalte und technisierte Wissenschafts-Medizin – als seelenlose Körper-Maschine, sondern nimmt ihn als fühlendes und beseeltes Wesen mit einem persönlichen Lebenssinn ernst. Sie versucht, ihm ursächlich und grundsätzlich zu helfen – bei den kleinen täglichen Beschwerden und Störungen genauso wie bei der Gestaltung eines sinnvollen und gesunden Lebens.

Die Wirkungsweise der Bach-Blüten-Therapie läßt sich beim derzeitigen Stand der Naturwissenschaft zwar noch nicht genau erklären, doch kann angesichts der unzähligen und oft erstaunlichen Heilungen, die sie in aller Welt bewirkt hat, kein Zweifel an ihrer Heilkraft bestehen. Man kann sie als *psychologisch fundierte medikamentöse Therapie* bezeichnen, die gegenüber der »harten« Schulmedizin viele Vorteile hat:

- Sie blockiert nicht, unterdrückt nicht, manipuliert nicht, vergiftet nicht, zerstört nicht, sondern normalisiert, stellt wieder her, beseitigt Blockaden und stärkt die natürlichen Heilkräfte des Körpers.
- Sie besteht ausschließlich aus ungefährlichen Natursubstanzen und hat keinerlei schädliche Nebenwirkungen.
- Sie kann als Selbstbehandlung durchgeführt werden.

- Sie wurde ohne Tierquälereien entwickelt, ist umweltschonend in der Herstellung und sparsam in der Anwendung.

Beim Einsatz der Bach-Blüten-Therapie orientiert man sich primär an der psychischen Verfassung, und jedes der 38 Bach-Mittel hat einen genau definierten Wirkungsbereich, der sich vor allem auf die vorherrschende emotionale Situation, das Verhalten oder den Charakter bezieht. Die Mittel werden also nicht, wie sonst in der Medizin üblich, entsprechend den körperlichen Beschwerden oder Krankheiten ausgesucht, sondern in erster Linie anhand der jeweils dabei feststellbaren psychischen Auffälligkeiten, Eigenarten oder Störungen. Diese werden durch das oder die geeignete/n Mittel normalisiert oder harmonisiert, was automatisch auch eine Verbesserung oder Heilung des damit verbundenen körperlichen Zustandes nach sich zieht. Man nennt dies »den Körper über die Seele heilen«.

Anmerkung:
Die Mittel werden oft als »Bach-Blüten« bezeichnet, was weder sprachlich noch sachlich korrekt ist,
- weil es sich hier nicht um Blüten, sondern um ein Art von Blütenessenzen handelt,
- weil bei den Baumblüten auch Stiele und Blätter verwendet werden,
- und weil zwei Mittel gar nicht aus Blüten, sondern aus Knospen (Chestnut Bud) und aus dem sonnendurchfluteten Wasser einer Heilquelle (Rock Water) hergestellt werden.

Ich persönlich bevorzuge daher die Bezeichnung »Bach-Mittel«.

Heilung durch die Bach-Blüten-Therapie

In der menschlichen Welt entsteht das Sichtbare immer aus dem Unsichtbaren – das Werk aus der Idee, die Tat aus Erkenntnis und Absicht –, und auch der Mensch entspringt einem unsichtbaren »göttlichen« Gedanken, einem Schöpfungsprinzip, einem Naturgesetz, die sich in seinem genetischen Code und seiner körperlichen Erscheinung materialisieren.

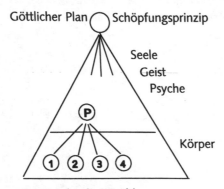

P = Psychisches Problem
1 - 4 = verschiedene Krankheiten

Abb. 1

Stellt man sich den Menschen in diesem Sinne als eine Art Pyramide vor (Abb. 1), deren oberer Bereich der Seele, dem Geist und der Psyche und deren unterer Bereich dem Körper und der Materie entsprechen, so sieht man, daß sich Impulse und Einflüsse aus den oberen geistig-psychischen Bereichen wie die Strahlen der Sonne in vielfältiger Form nach unten in den körperlichen Bereich ausbreiten bzw. sich darin auswirken können. Jeder Gedanke, jedes Gefühl hat vielfache Konsequenzen auf den Körper und kann *im Prinzip* in jeder einzelnen Zelle – bis hinein in die genetischen Steuermechanismen – nachgewiesen werden.

Auch die meisten Heilungs- und Krankheitsprozesse verlaufen »von oben nach unten«: die positive oder negative Veränderung beginnt zuerst in Geist und Psyche und erfaßt dann auch den Körper.

So hat jede körperliche Krankheit *in irgendeiner Form*[1] ihren Ursprung

---

[1] Viele psychische Probleme wirken nicht direkt, sondern auf Umwegen krankmachend. Zum Beispiel führt eine negative Lebenseinstellung oft dazu, daß man sich gesundheitsschädigend verhält. Auch eine zu schwache oder unentwickelte Psyche, aufgrund derer man unfähig ist, schädliche Einflüsse zu verhüten oder zu vermeiden, kann der Grund für eine Krankheit werden, und es ist bewiesen, daß ein schlechter emotionaler Zustand die Leistungsfähigkeit des Immunsystems so beeinträchtigt, daß Krankheiten auftreten können.

und/oder ein Äquivalent im psychisch-geistigen Bereich – zum Beispiel in Form von negativen Gefühlen, krankhaften Emotionen, einem psychischen Trauma, Fehlverhalten oder destruktiven Einstellungen.

Dieser Zusammenhang läßt sich allerdings nicht immer genau diagnostizieren, da aus einer bestimmten psychischen Störung viele unterschiedliche körperliche Krankheiten entstehen können. Zum Beispiel kann Angst sich im Körper u. a. in Form von Herz- Kreislaufstörungen, in einer Lungenkrankheit oder in einer Nierenstörung und ein Minderwertigkeitsgefühl u. a. in Immunschwäche, in einer Lymphkrankheit oder in Wirbelsäulenschäden ausdrücken (s. Abb. 1). Auch der schulmedizinische Begriff »larvierte Depression« weist darauf hin, daß viele körperliche Krankheitssymptome Ausdruck einer untergründigen Depression sein können.

Die verschiedenen körperlichen Krankheiten sind also fast immer nur unterschiedliche Erscheinungsformen bestimmter übergeordneter, psychischer Disharmonien oder Krankheiten.

Diese Beobachtung veranlaßte Dr. Bach, nach einem Heilsystem zu suchen, das die verursachende psychische Störung aufheben und damit das Übel an der Wurzel erfassen könnte. Er wollte den Körper gewissermaßen »von oben herab« – über die übergeordnete seelische Instanz – heilen. Dazu entwickelte er Heilmittel, die die Kraft in sich tragen, psychische Störungen zu beseitigen, negative Gefühle abzubauen, Charakterfehler zu beheben und innere Konflikte zu entschärfen.

Eine solche wirklich ganzheitliche und ursächliche Behandlung begnügt sich nicht damit, das Leiden etwas erträglicher oder unfühlbar zu machen, sondern versucht, es grundsätzlich zu überwinden[1].

Dr. Bach betonte immer wieder: »Das Eigentliche an uns ist unsere Seele«. Er nannte sie auch das »Höhere Selbst«. Das irdische Leben war für ihn nur ein kurzer Augenblick in der menschlichen Entwicklung, in dem wir »Erfahrungen machen, Wissen gewinnen, Tugenden entwickeln, alles Schlechte in uns überwinden und an der Vervollkommnung unseres Wesens arbeiten« können. Die Seele sei dabei behilflich: sie wisse, welche Lebensumstände dazu am besten geeignet sind, und konfrontiere uns mit ihnen.

Unser Leben, unser Handeln, unsere Freude und unser Leiden haben also einen höheren Sinn; ihre Bedeutung und ihr Wert reichen über diese irdische Existenz, die wir so wenig begreifen können, hinaus. Daher stellen Krankheit und Tod keineswegs nur ein Unglück dar, sondern sind auch

---

[1] Natürlich kann aber auch die BBT nicht jede Krankheit heilen. Das kann keine Therapie, denn zu viele Faktoren spielen hierbei eine Rolle – nicht zuletzt das Schicksal. Aber immerhin hilft die BBT so oft, daß sich immer ein Versuch lohnt.

wichtige Wendepunkte im Leben bzw. ein Übergang in eine andere Seinsform.

Wenn wir dies verstehen, können wir jene Einstellung finden, die uns über alles hinweghelfen kann. Sie drückt sich in zwei einfachen Sätzen aus: »Wer weiß, wofür das gut ist?« und »Es geht alles vorüber!«.

Die Überzeugung, daß Lebensprobleme für uns gut sein und einen Sinn haben können (auch wenn wir diesen oft erst viel später, wenn wir reifer geworden sind, erkennen), hilft uns, geduldig und aufmerksam zu warten und das zu tun, was zu tun ist. Und die Erkenntnis, daß alles vorübergeht, läßt uns auch schwere Schicksalsprüfungen überstehen, denn sie bedeutet, daß alles sich nach dem Plan einer höheren Intelligenz vollzieht, die uns sicher und allwissend *weiterführt* und der wir uns – trotz ihrer Unbegreiflichkeit – anvertrauen können.

Dennoch sind wir bis zu einem gewissen Grade für unser Leben selbst verantwortlich. Daher sagte Bach: »Freude, Frieden, Glück und Gesundheit hängen davon ab, daß sich unsere *Persönlichkeit* – das ist jene Erscheinung, in der wir als irdische Menschen existieren – in Übereinstimmung mit unserem *Höheren Selbst*, der überirdischen Seele, befindet. Wie unsere menschliche Existenz aussieht, ist gleichgültig: es kommt darauf an, daß das äußere Leben mit dem inneren Plan übereinstimmt. Jede Lebenssituation verhilft uns zu jenen Erfahrungen, die für unsere eigentliche Entwicklung notwendig sind. Krankheit und Leid aber sind die Folge von Konflikten zwischen der Persönlichkeit und der Seele; sie bedeuten, daß unser äußeres und bewußtes Leben nicht unseren eigentlichen inneren und seelischen Bedürfnissen entspricht.«[1]

Bachs »Höheres Selbst« ist die angeborene, natürliche und individuelle – in gewissem Sinne auch die genetische – Vorgabe bezüglich unserer körperlichen und seelischen Selbstverwirklichung (*das, was eigentlich aus uns werden soll*), und die »Persönlichkeit« entspricht unserem momentan vorhandenen Bewußtsein sowie unserer aktuellen Gesamtverfassung (*das, was wir geworden sind*).

Gesundung und Heilung erfordern demnach eine klare und ehrliche Selbsterkenntnis, eine Besinnung auf die möglichen Fehler sowie eine innere Kehrtwendung (die immer eine äußere nach sich zieht).

Für Bach waren Krankheit und Leiden weder Grausamkeit noch Strafe. Vielmehr betrachtete er sie als ein Mittel, mit dessen Hilfe unsere Seele uns auf unsere eigenen Fehler hinweist, um uns vor noch größeren Schäden zu bewahren und uns auf den richtigen Weg zurückzubringen.

---

[1] Zitat aus: *Blumen, die durch die Seele heilen* von Dr. Edward Bach, Hugendubel Verlag.

Als mit Bewußtheit begabte Wesen sind wir bis zu einem gewissen Grade für unser Wohlbefinden und unsere Gesundheit verantwortlich. Wir dürfen nicht, wie es sich als Folge der unpersönlich wirkenden und gewaltsam manipulierenden Therapien der offiziellen Medizin eingebürgert hat, so tun, als hätten wir mit unserer Krankheit nichts zu tun und als sei es die einklagbare Pflicht der Ärzte, sie zu beseitigen. Vielmehr geht es darum, die Krankheit – wenn wir sie uns schon durch Unwissenheit, Unachtsamkeit oder Übermut zugezogen haben, – als Mahnung und Ansporn zu mehr Bewußtheit, Ehrlichkeit, Freundlichkeit oder Lebensfreude zu betrachten, ohne die es keine Gesundheit geben kann. Unsere Frustration, Unzufriedenheit, Schmerzen, Depressionen und Leiden zeigen uns, daß etwas schiefgegangen ist und wir jene ureigene innere Einheit verloren haben, aus der Wohlbefinden und Gesundheit entspringen.

Diese Erkenntnis ist der Punkt, auf den es bei der Überwindung von Krankheiten ankommt, denn sie gibt uns nicht nur eine Einsicht mit negativem, sondern auch eine mit positivem Inhalt: genauso, wie das Leid uns auf unsere Fehler hinweist, so beweisen uns Freude und Wohlbefinden, daß wir auf dem richtigen Weg sind. (Diese Feststellung muß allerdings richtig verstanden werden, denn es gibt ja unterschiedliche Qualitäten der Freude: ihre Palette reicht von der kleinen, oberflächlichen Ablenkung, dem flüchtigen Spaß, der Ersatzbefriedigung, der Spielerei, der momentanen Lust bis zu jener tiefen Freude, die uns durch und durch mit Vertrauen erfüllt, die uns Kraft und unserem Leben einen tragenden Sinn gibt.)

Was uns als Krankheit erscheint, ist das im körperlichen Bereich erkennbare Endergebnis zerstörerischer Kräfte. Diese wirken vor allem in und aus der Psyche, sind aber – besonders bei der allgemein üblichen oberflächlichen Betrachtung – oft nicht zu erkennen. Wie soll zum Beispiel ein Schlaganfall seelisch bedingt sein? Er hat angeblich eine rein organische Ursache, denn er ist entweder die Folge einer Blutung oder eines Gefäßverschlusses im Gehirn. Tatsächlich aber ist diese Begründung, obwohl sie sachlich zutrifft, zu oberflächlich. Die tiefere und eigentliche Ursache nämlich liegt in einer über lange Zeit bestehenden psychischen Fehlhaltung, die viele Ausdrucksformen haben kann. Meist geht sie mit krankhaften Emotionen wie Gier, Ehrgeiz, Wut, Sorge oder Angst einher, die mit der Zeit die organischen Veränderungen (z. B. durch langdauernden Bluthochdruck) hervorrufen. So ist der Schlaganfall vordergründig zwar ein körperliches Problem, tatsächlich aber Folge und Ausdruck einer psychischen Schwäche oder Störung, und ließe sich durch eine seelische Sanierung – Entspannung, Zufriedenheit, Großzügigkeit, Freundlichkeit – vermeiden.

Unter diesem Aspekt ergibt sich ein Therapie-Ansatz, der sich wesentlich von dem der offiziellen Medizin unterscheidet. Er heißt: »Die Krankheit über die Seele heilen« und bedeutet, daß die eigentlichen Ursachen und nicht nur die Folgen behandelt werden. Wenn Krankheit die Folge selbstschädigenden Verhaltens, neurotischer Selbstvergewaltigung, psychischer Konflikte oder seelischer Verletzungen ist, so muß ja die Heilung darin bestehen, den Konflikt zu lösen, den Fehler zu korrigieren und die innere Einheit wiederherzustellen.

Der offiziellen Medizin fehlt weitgehend diese Einsicht. Weil sie sich fast nur für den materiellen Zustand des Menschen interessiert, kann sie ihm auch nur in dieser Hinsicht helfen. Bach, der ursprünglich ein angesehener »normaler« Arzt war und daher auch Einblick in die Möglichkeiten der allopathischen Medizin hatte, ist zu ihrem kompromißlosen Kritiker geworden, weil sie sich fast nur für den materialistischen und körperlichen Aspekt der Krankheit interessiert. »Krankheit ist in ihrer Ursache nicht materialistisch«, sagte er. »Was wir als Krankheit kennen, ist das letzte Stadium einer sehr viel tiefer liegenden Unordnung, und natürlich kann die Behandlung keinen wirklichen Erfolg haben, wenn man sich nur mit dem Endergebnis beschäftigt, statt die eigentliche Ursache zu beseitigen…« Wirkliche Heilung war für ihn die Wiederherstellung der Harmonie zwischen innen und außen, zwischen »Höherem Selbst« und »Persönlichkeit«, wobei auch die organischen Beschwerden nicht vernachlässigt werden und der Körper das bekommt, was er zur Genesung braucht.

Die Bach-Blüten-Therapie kommt diesem Ideal sehr nahe. Mit Hilfe spezieller, primär auf die Psyche einwirkender Heilmittel korrigiert sie die krankmachenden psychischen Störungen, Fehlhaltungen und Persönlichkeitsdefizite. Sie wirkt nicht gewaltsam und willkürlich, sondern sanft und natürlich, weshalb ihre Wirkung nie als medikamentöser Eingriff oder medizinische Manipulation empfunden wird. Vielmehr hat man das Gefühl einer inneren Befreiung oder Normalisierung, zu der man selbst das Wesentliche beigetragen hat. Gibt es ein ideales Kriterium für eine effektive, sanfte und menschenwürdige Heilweise?

Wie sehr eine solche Therapie an den Krankheits-Ursachen angreift, wird klar, wenn man sich überlegt, wie eine Krankheit entsteht[1]:

Betrachten wir zunächst jenen Zustand, in dem wir uns befinden, wenn wir gesund sind. Unser Leben besteht u. a. aus einem ständigen rhythmi-

---

[1] Wesentliche Erkenntnisse hierzu stammen von *Dr. R. G. Hamer* (siehe u. a. »Kurzfassung der Neuen Medizin«, Verlag Amici di Dirk, D-02813 Görlitz, Postfach 300851)

schen Wechsel zwischen Leistung und Erholung, Anspannung und Entspannung, Anstrengung und Ruhe. Diese verschiedenen Phasen sind unter gesunden Bedingungen ausgeglichen, d.h., der Leistungsphase entspricht eine genauso große Ruhephase (s. Abb. 2). In dem Umfang, in dem wir uns – natürlicherweise am Tage – anstrengen, müssen wir uns – nachts – wieder erholen, und wenn wir eine schwere Arbeit verrichten, legen wir normalerweise anschließend eine entsprechende Ruhepause ein.

Bezogen auf die Funktionen unseres Organismus bedeutet dies, daß »tags« in der Leistungsphase vor allem Energie umgesetzt und verbraucht wird, was mit einem gewissen Verschleiß des Körpers einhergeht, und daß »nachts« in der Ruhephase wieder aufgebaut, das heißt entgiftet und repariert, wird. Ist diese Bilanz zwischen Leistung und Erholung bzw. körperlichem Abbau und Aufbau ausgeglichen, sind wir gesund.

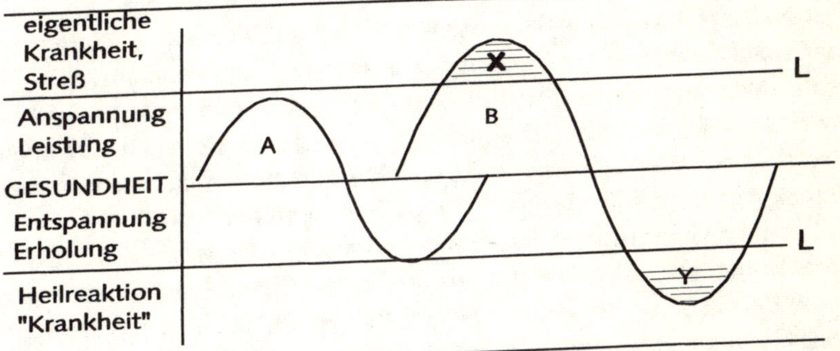

A: Gesundheit
   Leistung innerhalb der persönlichen Leistungsgrenze
   Leistung und Erholung ausgeglichen
B: Krankheit und Heilung
   Leistung übersteigt die persönliche Leistungsgrenze
   Streß X wird durch Heilreaktion Y ("Krankheit") aufgearbeitet
L: Grenze der persönlichen Leistungsfähigkeit

Abb. 2

In Abb. 2 bedeutet die nach oben gerichtete Kurve Leistung und die nach unten gerichtete Erholung. Sind die Ausschläge der Kurve nach oben und unten gleich groß, so stimmt die Bilanz: der Abbau während der Leistungsphase wird durch den Aufbau in der Ruhephase ausgeglichen (Kurve A), und wir bleiben gesund. Voraussetzung hierfür ist allerdings, daß die Kurve innerhalb unserer persönlichen Leistungsgrenze (L) verläuft. Denn sobald wir von unserem Organismus mehr verlangen, als er problemlos leisten kann, gerät er bzw. geraten wir in einen krankmachenden Streß (und wir haben das Gefühl, *daß es jetzt eigentlich zuviel ist*).

In diesem Streßzustand (Kurve B, Bereich X) befindet sich der Organismus – biologisch gesehen – im Überlebenskampf[1], was zum Beispiel zu Bluthochdruck, Fieber, Abmagerung, Hormonstörungen, Gewebe-Neubildung oder -Abbau, Schlaflosigkeit, Panik, Angst, Verzweiflung führen kann. Da dabei der größte Teil seiner Kraft verbraucht wird, hat er nicht mehr genügend Reserven für die laufende Entgiftungs- und Aufbauarbeit – sie wird sozusagen aufgeschoben, bis er wieder Kapazität dafür hat. Die Folge des krankmachenden Stresses ist also ein Mangel an Entgiftung und Regeneration. Dieser kann erst wieder ausgeglichen werden, wenn der Streß nachläßt (weil die Gefahr gebannt oder die Leistung erbracht ist).

Dann schaltet der Organismus auf die Erholungsphase um[2] (nach unten gerichteter Bereich von Kurve B) und nimmt sogleich die überfällige Entgiftungs- und Reparaturarbeit auf, die – damit die Bilanz ausgeglichen wird – das gleiche Ausmaß hat wie zuvor der Streß ($Y = X$). Je stärker also der krankmachende Streß, desto intensiver und unangenehmer die gesundmachende Entgiftung und Reparatur, die mit »Krankheitssymptomen« wie Schweiß, Durchfall, Entzündung, Vereiterung, Ekzemen, Ödemen, Geschwüren usw. einhergehen[3]. Auch die Infektionen durch sogenannte Krankheitserreger (Bakterien, Viren etc.) gehören hierzu.

Solche Symptome und Reaktionen werden üblicherweise als Krankheit bezeichnet, sind aber, wie sich aus der vorhergehenden Erklärung ergibt, in Wirklichkeit unverzichtbare Heilreaktionen, die der Wiederherstellung des Gesundheitszustandes dienen.

Es ist daher nicht gesundheitsfördernd, sie – wie es in der Schulmedizin üblich ist – einfach zu blockieren oder zu unterdrücken. Zwar verschwinden dadurch die unangenehmen (Heilungs-)Symptome, doch wird der Mensch dadurch in seiner Substanz kränker.

---

[1] Der krankmachende Streß ist zwar meist psychischer Natur, kann aber auch durch körperliche Überforderung, physikalische Belastungen (z. B. Hitze oder Kälte) und klimatische Einflüsse (z. B. Wetterwechsel) hervorgerufen werden.

[2] Wenn eine stressige oder gefährliche Situation, in der wir auf Hochtouren liefen, beendet ist, sind wir bekanntlich nicht nur »fix und fertig« und »schlaffen ab«, sondern werden meist auch irgendwie krank – z. B. mit einer Grippe.

[3] Entsprechen die Entgiftungs- und Reparaturleistungen in Intensität und Ausmaß nicht dem vorhergehenden krankmachenden Streß, so ist der Gesundungsprozeß unvollständig.

Wir können also festhalten:
- Je mehr wir überfordert werden – durch körperlichen, physikalischen oder *psychischen* Streß (X) – desto stärker wird und muß die nachfolgende Heilreaktion (Y), die sogenannte Krankheit, sein.
- Die wirkliche Krankheit besteht im vorausgehenden Streß (X), den es somit zu vermeiden oder möglichst schnell wieder abzubauen gilt. Je länger er besteht und je stärker er ist, desto schwieriger und belastender wird die Heilung.[1]
- Beim Dauerstreß (s. Abb. 3) ohne genügende Erholungsphasen gibt es kaum Krankheiten (= Heilreaktionen), denn im Streß, der ja Überlebenskampf bedeutet, hält man praktisch immer durch und gerät nicht in die heilsame Entspannungsphase (mit Entgiftung und Reparatur). Dabei häuft sich aber immer mehr Krankheitspotential (X) an, das sich eines Tages in einer schweren Heilreaktion (»Krankheit«) entladen und sogar zum Tode führen kann. Viele Menschen leben heutzutage im Dauerstreß, den sie oft durch aufputschende Drogen (z. B. Coffein) oder Medikamente aufrechterhalten.

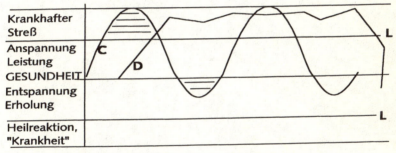

Krankhafter Dauerstreß
- C: mit kleinen, aber ungenügenden Erholungsphasen
- D: ohne wesentliche Erholungsphase
- L: Grenze der persönlichen Leistungsfähigkeit

Abb. 3

Wenn man also bedenkt, daß die meisten Krankheiten dadurch entstehen, daß die persönliche Leistungsgrenze des Organismus überschritten wird

---

[1] Man sollte immer, wenn man das Gefühl hat, daß eine Arbeit, eine Leistung oder eine Situation eigentlich zuviel ist und man selbst überfordert wird, gleich eine Pause machen, um sich erst einmal zu erholen, oder man sollte die unangenehme Situation (z. B. einen Streit) beenden. Dadurch kann man viele Krankheiten vermeiden. Natürlich ist dies nicht immer möglich, aber doch wesentlich öfter, als wir glauben.

und daß der häufigste Grund hierfür eine psychische Überforderung ist, erkennt man, wie wichtig und segensreich eine Therapie wirkt, die dies durch innere Harmonisierung, Stabilisierung und »Persönlichkeitssanierung« verhindert.

Die Bach-Blüten-Therapie wurde hierfür geschaffen. Sie kann auf unsere psychische Verfassung und unser Verhalten so einwirken, daß wir nicht mehr – oder jedenfalls seltener und schwächer – in den krankmachenden Streß geraten[1], und sie kann darüber hinaus, falls dies doch geschehen sein sollte, die unumgänglichen Heilreaktionen (»Krankheit«) schneller und angenehmer ablaufen lassen.

---

[1] Sobald man z.B. seine krankhafte Ängstlichkeit oder seine Schuldgefühle, seinen übertriebenen Ehrgeiz oder seine Verbissenheit, seine Liebes- oder Besitzgier, seine Minderwertigkeitsgefühle oder seine Unsicherheit usw. verloren hat, reagiert man in belastenden Situationen gelassener und gesünder.

EINSATZMÖGLICHKEITEN UND GRENZEN

> 1. Hilfe bei psychischen Problemen oder Störungen
> 2. Behandlung von Krankheiten
> 3. Verbesserung des Charakters / Entwicklung der Persönlichkeit
> 4. Lösung spezieller Probleme

I. Die Hilfe bei psychischen Problemen oder Störungen

Hierfür wird die BBT am häufigsten eingesetzt. Rechtzeitig angewendet kann sie viel Unheil verhindern, denn solche Störungen sind nicht nur quälend, sondern können auch die Ursache ernster Krankheiten werden.

Solange nicht gleichzeitig schwerwiegende körperliche Symptome bestehen, sind diese Störungen für die Selbstbehandlung gut geeignet[1], wenn die Störung <u>nicht so schwer</u> ist, daß sie eine Gefahr für die/den Betroffene/n oder seine Umgebung darstellt.

Psychische <u>Krankheiten</u> (z. B. Psychosen, Selbstmordgefahr, Depressionen u. ä.) dürfen nur von staatlich anerkannten Therapeuten/innen behandelt werden.

Ausführlichere Informationen hierzu finden Sie im praktischen Teil des Buches (Auswahl und Einsatz der Bach-Mittel).

✗ *Beispiele: Heimweh, Niedergeschlagenheit, Wut, Ängstlichkeit, Kontaktschwierigkeiten, Verbitterung, Minderwertigkeitsgefühle – also alle psychischen Zustände, unter denen man leidet, und alle Verhaltensweisen, die zu Schwierigkeiten und Leiden führen.*

---

[1] Auch Bach-Blüten-Berater/innen können hierbei helfen.

II. Die Behandlung von Krankheiten

Ursprünglich hat Dr. Bach seine Therapie hierfür entwickelt und mit großem Erfolg praktiziert. Dabei orientierte er sich allerdings immer am vorherrschenden psychischen Zustand.

Die Behandlung von Krankheiten darf in Deutschland nur von staatlich anerkannten, professionellen Therapeuten/innen (Ärzten/innen, Heilpraktikern/innen) durchgeführt werden, da nur diese über das nötige Fachwissen verfügen, um die Situation verantwortlich beurteilen und vor allem entscheiden zu können, <u>ob evtl. (noch) eine andere Therapie erforderlich ist</u>. In medizinischen Kreisen ist die BBT allerdings noch nicht genügend bekannt.

Medizinische Laien können und sollten aber natürlich auch bei akuten Krankheiten <u>zusätzlich</u> zur ärztlichen Therapie Bach-Mittel nehmen oder geben, um die Heilungschancen zu erhöhen.

Ausführlichere Informationen hierzu finden Sie im praktischen Teil des Buches (Auswahl und Einsatz der Bach-Mittel).

✘ *Beispiele: Eine Grippe kann z. B. von Depressionen oder Ängsten begleitet oder eine Darmerkrankung die Folge einer schweren, nicht verarbeiteten psychischen Erschütterung sein, oder ein kranker Mensch kann sich in irgendeiner Weise sehr auffallend oder typisch verhalten. Dann kann man damit rechnen, daß die mit dem psychischen Ausnahmezustand einhergehende körperliche Störung verschwindet, sobald die Psyche geheilt ist. Besonders deutlich läßt sich dies bei kleinen Kindern beobachten: sie entwickeln oft körperliche Krankheiten, wenn sie sich ungeliebt fühlen. Heilung ist dann nur möglich, wenn die seelische Harmonie wiederhergestellt ist. Auch beim Krebs spielen psychische Konflikte bzw. Traumata eine entscheidende Rolle, und ihre Auflösung ist die Voraussetzung für eine körperliche Heilung.*

III. Die Verbesserung des Charakters und die Entwicklung der Persönlichkeit

Dieser Einsatzbereich, der sich gut für die Selbstbehandlung eignet[1], ist besonders wichtig, weil die Charakter- und Persönlichkeitsprobleme eines Menschen gleichzeitig seine psychischen Schwachpunkte sind. Indem man

---
[1] Hieran können auch Bach-Blüten-Berater/innen mitwirken.

mit Hilfe der BBT den Charakter saniert und/oder die Persönlichkeit harmonisiert, beugt man zugleich Krankheiten jeder Art vor.
Ausführlichere Informationen hierzu finden Sie im praktischen Teil des Buches (Auswahl und Einsatz der Bach-Mittel).

✘ *Beispiel: Ein übertriebenes Liebesbedürfnis, eine starke Ängstlichkeit, eine extreme Freiheitsliebe oder eine zwanghafte Moral usw. läßt sich bei geduldiger Behandlung auf ein harmonisches »Normalmaß« reduzieren. Dabei wird nicht nur der ganze Mensch innerlich harmonischer, sondern er kann auch sein äußeres Leben besser gestalten.*

IV. Die Lösung spezieller Probleme bzw. die Verwirklichung eines therapeutischen Zieles

Hierfür behandelt man jene problematischen Charaktereigenschaften, durch die man in die Schwierigkeit geraten ist oder die es einem unmöglich machen, das gewünschte Ziel zu erreichen. Es gibt keine andere Therapie, die dies in einer solch direkten und klaren Form kann.
Ausführlichere Informationen hierzu finden Sie im praktischen Teil des Buches (Auswahl und Einsatz der Bach-Mittel).

✘ *Beispiel: Probleme in der Partnerschaft oder eine ungünstige Berufssituation.*

V. Die Grenzen der Bach-Blüten-Therapie

Wenn Sie mit der BBT keine Besserung erzielen oder die Situation nicht klar beurteilen können, sollten Sie den Rat eines/r erfahrenen Therapeuten/in einholen.
Keine Therapie, auch die Bach-Blüten-Therapie nicht, kann jede Krankheit heilen. Je nach Situation kann auch eine andere Therapie besser geeignet sein. Zum Beispiel sind Beschwerden und Krankheitssymptome, die sich überwiegend auf den körperlichen Bereich erstrecken, oft schneller mit homöopathischen Mitteln zu heilen, und in echten Notfallsituationen muß man meist die allopathische Medizin einsetzen, die vor allem hierfür entwickelt wurde. Eine gleichzeitige Einnahme von Bach-Mitteln ist aber immer zu empfehlen, auch bei blockierenden oder unterdrückenden Medikamenten (wie z. B. Cortison, Antibiotika oder Chemotherapeutika).

Erfolgsaussichten

Gute Erfolgsaussichten:
- bei psychisch labilen Zuständen oder psychischen Störungen,
- bei seelischen Konflikten,
- zur Vorbeugung oder im Anfangsstadium akuter Krankheiten,
- bei körperlichen Krankheiten mit deutlicher psychischer Komponente,
- bei Verhaltensstörungen und Neurosen,
- bei unentwickelter Persönlichkeit und Charakterproblemen.

Eingeschränkte Erfolgsaussichten:
- bei schweren Krankheiten (z. B. Organschäden), bei denen die Heilkraft des Organismus nur noch gering ist. Dann können die Symptome meist nur noch mit allopathischer Medizin abgeschwächt, gewaltsam blockiert, unfühlbar gemacht oder durch Operation beseitigt werden. Die BBT kann aber das begleitende seelische Leiden lindern und das Leben erträglicher machen; manchmal gelingt es auch, mit ihrer Hilfe die entscheidende psychische Blockierung aufzuheben und den negativen Trend zu stoppen. Deshalb ist die BBT <u>zusätzlich zu jeder anderen Therapie</u> zu empfehlen.
- bei akuten und schweren Geistes- oder Gemütskrankheiten. Laien werden ausdrücklich davor gewarnt, ärztlich verordnete Psychopharmaka eigenmächtig durch Bach-Mittel zu ersetzen. Die BBT darf und sollte aber <u>zusätzlich</u> eingesetzt werden.

Mißerfolge sind bedingt durch:
- schlecht gewählte Mittel.
- ungenügende Dosierung: zu seltene Einnahme / zu starke Verdünnung.
- eine zu sehr fortgeschrittene Krankheitssituation, die eine andere Therapie (Homöopathie oder im Notfall Schulmedizin) erfordert.
- zu wenig Geduld.
- das Schicksal. Krankheit und Heilung sind letztlich schicksalhafte Phänomene; wenn es »nicht sein soll«, wird man nicht – oder jedenfalls nicht sofort – gesund. Die BBT kann dann aber behilflich sein, positiver mit der Realität umzugehen.

Eigenarten der Bach-Mittel

Jedes Mittel bezieht sich auf eine ursprünglich gesunde **Anlage**, die aufgrund ungünstiger Umstände mehr oder weniger »**verzerrt**« oder »**entgleist**« ist. Durch eine erfolgreiche Therapie wird die Anlage oder Eigenart wieder normalisiert bzw. harmonisiert, nicht aber ausgelöscht. Man behält seine eigentliche Veranlagung, die sich nun aber positiv ausdrückt.

✘ *Beispiel: Jene Menschen, die* Impatiens *brauchen, können ihr angeborenes, besonders großes Geschwindigkeitspotential nicht mehr zügeln. Infolgedessen hat sich ihre Fähigkeit, schnell zu denken und zu handeln, krankhaft übersteigert. Diese Entgleisung der an sich nützlichen Anlage wird mit* Impatiens *korrigiert, so daß mehr Ruhe und Geduld einkehrt; doch werden diese Menschen dadurch nicht grundsätzlich langsam.*
Oder: Ein Mensch, der von Natur aus sehr empfindsam ist, wird meist durch Leidens-Erfahrungen überempfindlich und verletzlich. Verletzlichkeit kann übertriebene Angst hervorrufen. Diese Angst läßt sich mit Mimulus *wieder abbauen. Die Empfindsamkeit aber bleibt, weil sie zu diesem Menschen gehört. Aus einem Mimulus-Typ wird eben nie ein tolldreister Draufgänger.*

Für jedes Mittel gibt es **mehrere Einsatzmöglichkeiten**, die aber alle sinngemäß zusammengehören. Sie beziehen sich auf die verschiedenen Stadien in der Entwicklung der betreffenden psychischen Störung oder Fehlhaltung.

✘ *Beispiel:* Agrimony *kann helfen,*
wenn man seine akute Krankheit verdrängt oder vertuscht,
oder wenn man sich momentan in einem psychischen Ausnahmezustand befindet, der sich in starker Verlegenheit, Künstlichkeit oder Unehrlichkeit ausdrückt,
oder wenn man einen unverbindlichen, konfliktscheuen Charakter besitzt,

oder wenn man durch diese Charaktereigenschaften Probleme in seinem äußeren Leben bekommen hat.

Oder: Holly *kann man einsetzen,
wenn man momentan verärgert ist,
oder wenn man die Gewohnheit hat, sich immer schnell zu ärgern.*

Oder: Willow *hilft
einerseits gegen eine momentane Enttäuschung oder Verbitterung,
andererseits gegen die Gewohnheit, schnell beleidigt oder enttäuscht
zu reagieren oder anderen Vorwürfe zu machen.*

Bach hat in seinen Mittel-Beschreibungen meist nur eine bestimmte (oft sehr fortgeschrittene) Phase des betreffenden psychischen Problems dargestellt – wahrscheinlich, weil ihm in der kurzen Zeit, die ihm vergönnt war, nicht alle Stärkegrade und Variationen begegnet sind. Ein krankhafter Zustand entsteht aber nicht von einem Augenblick zum anderen, sondern entwickelt sich stufenweise, wobei man verschiedene Phasen beobachten kann. Diese nehmen – entsprechend dem jeweiligen Entwicklungsstadium – unterschiedliche Formen an, die sich auch in der Krankheits-Symptomatik ausdrücken.

Alle diese zu einer bestimmten psychischen Störung gehörenden Phasen kann man mit dem betreffenden Mittel behandeln, weil es bei ihnen immer um dasselbe psychologische Prinzip geht. Wenn wir die Mittel so verstehen, bekommen wir gegenüber der ursprünglichen Bachschen Definition ein größeres Einsatzgebiet und müssen auch nicht erst warten, bis die Störung voll ausgereift und katastrophal geworden ist, sondern können schon in der Anfangsphase eingreifen.

Zum Beispiel steigern sich bei einem Menschen, der **Cherry Plum** braucht, die Emotionen so stark, daß sie quälend oder sogar gefährlich werden. Dabei kann die Entwicklung von einer starken Erregtheit über hysterisches Verhalten, Gefühlsüberdruck und Gefühlsqual bis zur Kurzschlußgefahr gehen. Dies ist exakt der Zustand, den Bach beschrieben hat (Abb. 4). Man kann mit *Cherry Plum* aber auch alle vorhergehenden Entwicklungsstufen dieses Problems behandeln und so verhindern, daß überhaupt eine solch extreme Situation eintritt.

Eigenarten 33

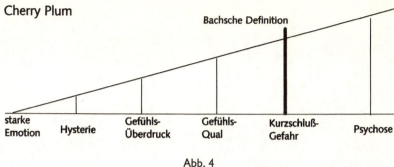

Abb. 4

Dagegen bezieht sich die Bachsche Definition bei **Water Violet** auf einen Anfangszustand, aus dem sich unter ungünstigen Umständen erhebliche Probleme in den menschlichen Kontakten – von Bindungsangst, Kontaktunfähigkeit und Beziehungslosigkeit bis zur Asozialität – ergeben können. Mit *Water Violet* kann man diese Entwicklung verhindern bzw. die krankhafte Übersteigerung dieser Anlage wieder abbauen (Abb. 5).

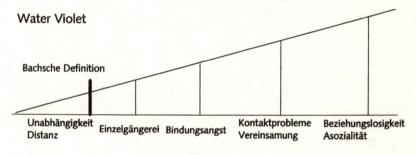

Abb. 5

Die 38 Bach-Mittel

Ausführliche Beschreibung

Das Notfall-Mittel
(Rescue Remedy)

Das sogenannte Notfall-Mittel ist eine Mischung (zu gleichen Teilen) aus folgenden Einzel-Mitteln:
Cherry Plum, Clematis, Impatiens, Rock Rose, Star of Bethlehem.

Man kann diese Kombination fertig gemischt unter Bezeichnung *Rescue Remedy* kaufen oder selbst herstellen.
    Angesichts seiner erstaunlichen Wirkung kann man das Notfall-Mittel fast als Wundermittel bezeichnen, und es empfiehlt sich, immer ein Fläschchen griffbereit zu haben (zu Hause, im Auto usw.)
    Es hat sich in allen kritischen oder gefährlichen Situationen bewährt (z. B. Unfall, Ohnmacht, Asthma-Anfälle, Panikzustände, Verbrennungen, Verletzungen, psychische Ausnahmezustände, vor und nach Operationen, beim Zahnarzt, sogar bei Schlaganfall, Herzinfarkt o. ä. – zusätzlich zur ärztlichen Therapie oder als erste Hilfe bis zum Eintreffen des(r) Arztes/Ärztin). Bei starken Schmerzen fügt man, falls griffbereit, *Agrimony* hinzu und bei extrem psychischen Ausnahmezuständen *Sweet Chestnut*.

Man gibt oder nimmt Rescue Remedy folgendermaßen:
- Alle 5 – 10 Minuten 2 – 3 Tropfen pur auf die Zunge (bei Bewußtlosigkeit auf die Lippen oder in den Mund träufeln) bis zur Besserung.
- Falls die kritische Situation (z. B. nach einem schweren Unfall) länger anhält, gibt man – wenn möglich und evtl. tagelang – jede Stunde 1 – 3 Tropfen.
- Bei örtlichen Beschwerden (z. B. Verletzungen, Schmerzen) kann man einige Tropfen (evtl. etwas mit Wasser verdünnt) auf die betroffene Körperpartie geben.
- Bei offenen Wunden oder Verbrennungen verteilt man einige Tropfen *um die Wunde herum* oder man macht einen sauberen, feuchten Verband (Notfallmittel mit Wasser vermischen).

In der Apotheke kann man auch die sogenannte *Rescue-Salbe* kaufen, die neben dem Notfall-Mittel noch *Crab Apple* enthält. Sie hat sich bei der Behandlung von Prellungen, Verbrennungen, Sonnenbrand, Insektenstichen etc. bewährt. Zusätzlich sollte das Notfall-Mittel direkt eingenommen werden.

Agrimony
(Odermennig – Agrimonia eupatoria)

Entsprechend der Beschreibung von Dr. Bach hilft dieses Mittel jenen Menschen, die sich immer großzügig, fröhlich und humorvoll geben. Sie haben eine starke Abneigung gegen Probleme und sind zu manchem Opfer – bis zur Selbstverleugnung – bereit, um Auseinandersetzungen oder Streit zu vermeiden. Sie zeigen nicht gerne, wie es in ihrem Inneren aussieht, verbergen ihre Probleme, ihre seelische Not oder ihre innere Unruhe vor der Außenwelt, indem sie viel scherzen und einen unbeschwerten Eindruck erwecken. Sie neigen auch dazu, sich mit Alkohol oder Drogen in einen Zustand künstlicher Fröhlichkeit und Leichtigkeit zu versetzen, weil sie hoffen, damit ihre Last besser tragen zu können.

Motto: Ich zeige nicht, wie es in mir aussieht.

Allgemeine Charakteristik

Menschen, die *Agrimony* brauchen, leiden unter einer ausgeprägten Überempfindlichkeit, die ihnen Angst vor allem Unangenehmen macht: vor Konflikten, Auseinandersetzungen und Problemen jeder Art, vor Schmerzen und Leiden und auch vor der oft peinlichen Wahrheit. Die Folge davon ist eine deutliche Neigung zu Feigheit, Unehrlichkeit und Drückebergerei, vor allem aber zur Verdrängung, mit der sie das Unangenehme einfach aus ihrem Bewußtsein zu entfernen versuchen. Um nicht an ihre Probleme erinnert zu werden, geben sie sich sorglos und unbeschwert oder bauen sich eine künstlich heile Welt auf. Da das Verdrängte damit nicht aus der Welt geschafft ist, leiden sie in ihrem Inneren um so mehr darunter.

Agrimony ist das Wahrheitsmittel unter den Bach-Blüten. Es hilft nicht nur, die momentane defensive, unehrliche oder feige Haltung aufzugeben und eine entspannte Natürlichkeit zu erzeugen, sondern fördert auch – als Konstitutionsmittel lange genommen – persönlichen Mut und Wahrheitsliebe. Fast jeder Mensch braucht es immer wieder einmal. Es ist auch eine wichtige Hilfe in der Psychotherapie, weil es den Wunsch weckt, die Wahrheit über sich zu erfahren.

Bei der Charaktertherapie (und der Psychotherapie) sollte es immer mit *Walnut* kombiniert werden, um die Verunsicherung abzufangen, die auftritt, wenn man eine Schutzhaltung aufgibt, und um die Entwicklung der eigentlichen, gesunden Persönlichkeit zu fördern, die jetzt an die Stelle der bisherigen künstlichen oder falschen treten soll.

Da die Tendenz zu Verdrängung und Künstlichkeit verkrampft macht, kann *Agrimony* bei Verkrampfungen und Krämpfen aller Art sowie starken Schmerzen (hierbei am besten zusätzlich zum Notfall-Mittel *Rescue Remedy*) eingesetzt werden.

Typische Einsatzmöglichkeiten

(Die folgenden Aussagen müssen nicht alle zutreffen – eine genügt, wenn sie sehr deutlich zu beobachten ist. Für die Behandlung von Kindern tauschen Sie das Wort »man« gegen »das Kind« aus.)

- Obwohl man frustriert ist oder leidet, gibt man sich **entspannt, sorglos, optimistisch** und **zufrieden**.
- Man möchte nicht an seine Probleme oder Leiden erinnert oder darauf angesprochen werden und tut deshalb, **als wäre alles in Ordnung**. Eventuell spielt man dabei die Rolle des »**Sunnyboys**« oder fröhlichen **Spaßmachers**.
- Man kann nicht spontan und natürlich reagieren, sondern ist **künstlich, gehemmt** oder schnell **verlegen** und auch in den Bewegungen **verkrampft**, denn man versucht, seine (tatsächlichen oder nur eingebildeten) persönlichen Schwächen und **Fehler** aus Furcht vor möglichen unerfreulichen Folgen zu **verbergen**.
- Man ist oft – sogar in Kleinigkeiten und ohne Notwendigkeit – **unehrlich**. Das äußert sich unter anderem auch darin, daß man **unverbindlich** oder (geheuchelt) **höflich** ist, von sich ablenkt, keine persönliche Frage beantwortet und niemanden hinter die – meist fröhliche – **Maske** schauen läßt, die man sich zugelegt hat.
- Man neigt dazu, allem, was irgendwie unangenehm sein könnte, **auszuweichen**, seine Probleme zu **verdrängen** und **vor Konflikten** und **Auseinandersetzungen zurückzuschrecken**.
- Man ist **wehleidig** und **überempfindlich** gegen Schmerzen.
- Man leidet unter **Verspannung**en oder **Verkrampfungen**.
- Man braucht **Ablenkungen, Alkohol, Medikamente** oder **Drogen**, um sich selbst oder seine problematischen Lebensumstände ertragen zu können,
- Man ist durch ständiges Verdrängen **krank** geworden.

Reaktion auf eine Krankheit

- Man tut, als sei alles in Ordnung, obwohl man leidet.
- Man verbirgt sein Leiden.
- Man verdrängt seine Krankheit, man will nichts von ihr wissen.

Evtl. nützlich bei folgenden körperlichen Störungen

Verkrampfungen, Schmerzen.

Folgende Wirkung ist zu erwarten

- Man wird direkter, offener, natürlicher, spontaner und lockerer. Dieser positive Effekt kann sich entweder auf eine bestimmte Situation beziehen, in der man zu verkrampft oder verlegen ist, oder allgemein auf die Art, wie man sich gibt und wie man auftritt.
- Insgesamt entwickelt man mehr persönlichen Mut und weicht nicht mehr bei jeder Unannehmlichkeit aus, sondern beginnt, sich seinen Problemen zu stellen. Wenn eine Klärung nötig ist, riskiert man auch einmal ein offenes Wort oder einen Streit.
- Weil man sich nicht mehr so sehr vor der vermeintlich peinlichen Wahrheit fürchtet, kann man ehrlicher sein und auf die bisherigen kleinen Tarnungs- und Täuschungsmanöver oder Heucheleien verzichten.
- Man wird fähig, sich so zu zeigen, wie man tatsächlich ist, und kann auch seine Fehler und Schwächen besser zugeben.
- Man entwickelt nach und nach ein größeres Bedürfnis nach Wahrheit, was eine positive Veränderung des ganzen Charakters und der gesamten Lebenssituation bewirkt.
- Aufgrund der inneren Entspannung lösen sich auch muskuläre Verkrampfungen oder treten nicht mehr so stark auf, z. B. am Rücken, im Bauch oder auch im Kehlkopf (gepresste Stimme).
- Weil man sich mehr der Realität stellt und sich an die Lösung seiner Probleme macht, braucht man nicht mehr soviel Alkohol, Drogen, Medikamente oder Ablenkungen.
- Krankheiten, die im Zusammenhang mit dem *Agrimony*-Verhalten oder -Zustand aufgetreten sind, bessern sich oder verschwinden.

Mittel mit ähnlicher Symptomatik

Beech
Ähnlich ist (bei einem Teil der *Beech*-Menschen) die Gewohnheit, keine kritische Meinung zu äußern. Der Grund hierfür ist bei *Beech* das Bemühen um besondere Toleranz und bei *Agrimony* die Konfliktscheu.

Centaury
Ähnlich ist die Unfähigkeit zum Konflikt. Bei *Centaury* entspringt sie einer Furcht vor Stärkeren, wogegen sie bei *Agrimony* auf Furcht vor allem Unangenehmen beruht.

Cherry Plum
Ähnlich sind die inneren Qualen. Diese entstehen bei *Cherry Plum* aus zu starken Emotionen und werden oft nach außen gezeigt, wogegen sie bei *Agrimony* die Folge von Verdrängung sind und vor anderen Menschen verborgen werden.

Heather
Ähnlich ist die Abneigung gegen Konflikte: bei *Heather*, weil man sich nicht unbeliebt machen möchte, und bei *Agrimony*, weil man generell alles Unangenehme fürchtet.

Impatiens
Ähnlich ist die Unruhe und Getriebenheit. Sie wird bei *Impatiens* meist in Form von Ungeduld und Hetzerei offen ausgelebt, wogegen sie bei *Agrimony* nicht gezeigt wird und mit inneren Qualen einhergeht.

Larch
Ähnlich ist die Tendenz, sich nicht an schwierige Aufgaben oder Situationen heranzuwagen. Der Grund hierfür ist bei *Larch* mangelndes Selbstvertrauen, während er bei *Agrimony* in einer grundsätzlichen Scheu vor allem Unangenehmen besteht.

Mimulus
Ähnlich ist die Furcht. Bei *Mimulus* ist sie erkennbar und klar, bei *Agrimony* hat sie eher den Charakter von Feigheit[1] und wird möglichst nicht gezeigt.

Sweet Chestnut
Ähnlich ist die verzweifelte Stimmung. Bei *Agrimony* versucht man, diesen Zustand zu verbergen und zu verdrängen, während man im *Sweet Chestnut*- Zustand ganz von ihm erfaßt wird.

---

[1] Feigheit: Man fürchtet sich vor einer eingebildeten Gefahr (»Papiertiger«) und weicht unnötig aus, statt sich der eigentlich ungefährlichen Situation zu stellen.

ASPEN
(Espe/Zitterpappel – Populus tremula)

Entsprechend der Beschreibung von Dr. Bach hilft dieses Mittel jenen Menschen, die – machmal Tag und Nacht – unter unbegründeten, unklaren Ängsten oder unheimlichen Gefühlen leiden oder die fürchten, daß sich irgendetwas Schreckliches ereignen könnte, ohne es genau benennen zu können. Sie reden nicht gerne darüber.

Motto: Mir ist so unheimlich zumute.

Allgemeine Charakteristik

Menschen, die *Aspen* brauchen, leiden unter jenen Ängsten, die kein klares Thema und keine ersichtliche Ursache besitzen. *Aspen* ist daher nützlich, wenn man sich vor etwas fürchtet, das es entweder gar nicht gibt oder das man nicht beschreiben kann.

Der Grund für diese Zustände, die bei manchen Menschen untergründig – mehr oder weniger – ständig vorhanden sind, besteht in einem teilweisen Verlust des Urvertrauens, also des Gefühls, in dieser Welt willkommen und geborgen zu sein. Vor allem sensible und verletzliche Gemüter leiden hierunter aufgrund schmerzlicher Erlebnisse in der Kindheit, in der sie erfahren haben, daß man den Menschen und dem Leben nicht trauen kann. Manchmal genügt dann ein bestimmtes, nebenher und unterbewußt registriertes Wort, ein Duft, ein Gedanke, eine Situation, um das latente Bedrohungsgefühl wieder aufblühen zu lassen und eine entsprechende Angst zu erzeugen.

Aspen fördert das Urvertrauen, macht den inneren Blick wieder klar und hilft, das Gefühl untergründiger Bedrohung zu überwinden. Oft besteht neben der irrationalen Angst auch noch eine begründete Furcht, für die man dann zusätzlich *Mimulus* braucht. Wenn sich die Angst zur Panik steigert, sollte zusätzlich *Rock Rose* genommen werden.

Übrigens können diese »grundlosen« Ängste auch durch eine Wetteränderung hervorgerufen werden oder Ausdruck einer körperlichen Störung sein (Herz, Leber, Niere, Stoffwechsel). Diese wird dann von *Aspen* ebenfalls positiv beeinflußt (dennoch ist eine ärztliche Untersuchung zu empfehlen).

Typische Einsatzmöglichkeiten

(Die folgenden Aussagen müssen nicht alle zutreffen – eine genügt, wenn sie sehr deutlich zu beobachten ist. Für die Behandlung von Kindern tauschen Sie »man« gegen »das Kind« aus.)

- Man hat ohne erkennbaren Grund **Angst**, oder man wurde plötzlich von einem **bangen Gefühl** oder **unheimlichen Vorahnungen** überfallen.
- **Untergründig fürchtet** man sich dauernd vor irgendeinem Unheil und ist vielleicht **sehr abergläubisch**.
- Man leidet unter angstbetonten **Alpträumen** oder schreckt nachts auf einmal mit einem **unerklärlichen Panikgefühl** auf.
- Man bekommt schnell Angst, wenn etwas **Unbekanntes** oder Neues bevorsteht.
- Man fürchtet sich oft **ohne vernünftigen Grund**.
- Man hat **kein** richtig tiefes **Vertrauen** in das Schicksal.
- Man bekommt bei **Wetterwechsel** ein banges oder unheimliches Gefühl.
- Man ist durch unbegründete Angst **krank** geworden.

Reaktion auf eine Krankheit

- Man befürchtet ohne vernünftigen Grund, sehr krank zu sein.
- Man empfindet die Krankheit als unheimlich und bedrohlich, ohne dies genau erklären zu können.

Evtl. nützlich bei folgenden körperlichen Störungen

Atemstörungen, Herzbeschwerden, Sehstörungen, Wirbelsäulenbeschwerden (vor allem Halswirbelsäule – eingezogenes Genick).

Folgende Wirkung ist zu erwarten

- Man beruhigt sich wieder, das unheimliche Gefühl verschwindet.
- Weil man mehr Vertrauen in das Schicksal entwickelt, ängstigt man sich allgemein weniger.
- Man verliert seine Alpträume.
- Krankheiten, die im Zusammenhang mit dem *Aspen*-Zustand aufgetreten sind, bessern sich oder verschwinden.

Mittel mit ähnlicher Symptomatik

Agrimony
Ähnlich ist ein gewisses, unbegründetes Angstgefühl. Bei *Agrimony* entsteht es aus einer Überempfindlichkeit gegenüber unangenehmen Situationen und wird meist schnell durch feiges Ausweichen behoben, wogegen es bei *Aspen* einem untergründigen Bedrohungsgefühl entspringt und sich nicht auf eine bestimmte Situation bezieht.

Mimulus
Ähnlich ist die Angst. Diese ist bei *Mimulus* begründet, benennbar und an der Außenwelt orientiert, wogegen sie bei *Aspen* unklar und unbegründet ist und aus dem eigenen Inneren kommt.

Pine
Ähnlich ist die Angst. Bei *Pine* bezieht sie sich auf eine mögliche Strafe (auch Kritik ist Strafe), bei *Aspen* ist sie unklar und unheimlich.

Red Chestnut
Ähnlich ist die Angst, die bei *Red Chestnut* in der Sorge um andere Menschen besteht, wogegen sie bei *Aspen* unverständlich und unheimlich ist.

Rock Rose
Ähnlich ist eine panische Angst. Diese ist bei *Rock Rose* die Reaktion auf bestimmte, bedrohliche Umstände, wogegen sie bei *Aspen* ohne klar erkennbaren Grund auftaucht.

BEECH
(Rotbuche – Fagus silvatica)

Entsprechend der Beschreibung von Dr. Bach hilft dieses Mittel jenen Menschen, die sich um mehr Toleranz und Nachsicht bemühen. Sie wollen noch deutlicher an allem, womit sie zu tun haben, die guten und schönen Seiten erkennen und noch besser die unterschiedlichen Wege verstehen können, auf denen sich alles – Mensch und Welt – vervollkommnet. So sind sie auch immer darauf eingestellt, selbst im offensichtlich Schlechten eine Entwicklung zum Guten zu sehen.

Motto: Ich bin von Natur aus kritisch und intolerant – bemühe mich aber um Toleranz und Verständnis.

Allgemeine Charakteristik

Beech ist ein wichtiges Mittel gegen Intoleranz. Diese kann sich hier unterschiedlich ausdrücken:
- in Form von Kritiksucht, Abneigung, Vorurteilen oder Unverträglichkeit,
- in Form einer Überkompensation dieser Haltung durch eine übertrieben positive und tolerante Haltung.

Die Intoleranz – das heißt, die Tatsache, daß man etwas nicht gut findet oder etwas nicht verträgt – ist im Prinzip eine sinnvolle und natürliche Reaktion. Sie schützt uns, indem sie uns zur Abwehr oder zur Korrektur schädlicher Einflüsse treibt.

Dementsprechend lassen sich zwei Formen der Intoleranz unterscheiden: eine selbstbezogene, die darin besteht, daß wir etwas ablehnen und von uns fernhalten (bei sehr starker Reaktion spricht man dann von *Allergie*), und eine aktiv nach außen gerichtete, die uns zu dem Versuch treibt, andere Menschen oder bestimmte Lebensbedingungen in unserem Sinne zu verändern.

Die Bach-Blüten-Therapie hat einige Mittel hierfür: *Crab Apple* wird eingesetzt, wenn man Schmutz und Unordnung nicht ertragen kann, *Rock Water*, wenn man zu sich selbst nicht großzügig sein kann und sich zu wenig erlaubt, *Vervain*, wenn man sich berufen fühlt, die Welt im eigenen Sinne zu verbessern, *Vine*, wenn man anderen die eigene Wertordnung, neben der man keine andere gelten lassen kann, aufzuzwingen versucht, und schließlich *Beech* für jene Intoleranz, bei der man bestimmte Dinge, Umstände oder Menschen ganz spontan und beinahe schon gewohnheitsmäßig kritisiert und ablehnt (sie aber nicht zu korrigieren versucht).

Während beim *Vervain-* und *Vine*-Typ der Drang besteht, die Umwelt zwangsweise zu ändern, ist die Intoleranz der *Beech-*, *Crab Apple-* und *Rock Water*-Typen eher eine Abwehrreaktion, mit der sie sich vor jenen Einflüssen zu schützen versuchen, die sie für schlecht halten.

Zwei Sorten Menschen können *Beech* brauchen: die einen sind sehr kritisch und ablehnend, haben Vorurteile und nörgeln gerne an allem herum. Man kann ihnen manchmal kaum etwas recht machen. Ihre spontane, gewissermaßen eingefleischte Abwehr äußert sich auf der körperlichen Ebene als *Allergie*, weshalb *Beech* das Basismittel hierfür ist. (Es sollte dann monatelang genommen werden.) Der andere Menschentyp praktiziert Toleranz besonders betont und übertrieben, findet alles kritiklos gut oder richtig und äußert kaum einmal eine kritische Meinung. Auch hinter dieser Haltung steckt eigentlich eine tiefsitzende Intoleranz, denn wer sich *betont* tolerant gibt, hat sich zuvor in irgendeiner Weise mit seiner spontanen Intoleranz auseinandergesetzt, die er auf diese Weise »wiedergutmacht«. So kann *Beech* nicht nur die offen gezeigte, sondern auch die unterbewußte oder verschleierte Intoleranz abbauen.

Typische Einsatzmöglichkeiten

(Die folgenden Aussagen müssen nicht alle zutreffen – eine genügt, wenn sie sehr deutlich zu beobachten ist. Für die Behandlung von Kindern tauschen Sie »man« gegen »das Kind« aus.)

- Man **nörgelt, kritisiert** oder **beschwert sich** in übertriebenem Maße oder ohne echten Grund.
- Man kann vieles in seiner Umgebung oder an anderen Menschen **nicht ausstehen** oder **akzeptieren**, weil man immer **genau weiß,** was man will, und ob etwas **richtig und gut** ist.
- Man ist eigentlich wesentlich **intolerant**er, als man sich gibt.
- Man will nicht intolerant sein und wagt es nicht, Kritik zu äußern; deshalb **hält** man meist **seine Meinung zurück** und findet »offiziell« **alles gut**
- Man bemüht sich, selbst jene Dinge oder Situationen, die offensichtlich falsch sind, **positiv** zu sehen und noch etwas Gutes daran zu finden.
- Man kann vieles **nicht vertragen** und reagiert oft **ablehnend** oder **allergisch**. Das kann sich auf Menschen und Ideen genauso wie auf Gegenstände, Substanzen oder Nahrungsmittel beziehen.
- Man ist durch eine Unverträglichkeit (Allergie) **krank** geworden.

46 Beech

Reaktion auf eine Krankheit

- Man kann seine Krankheit nicht akzeptieren, weil sie nicht in die eigenen Vorstellungen passt
- Man versucht, in sehr unkritischer Weise in seinem Leiden etwas Positives zu sehen.

Evtl. nützlich bei folgenden körperlichen Störungen

Allergie.

Folgende Wirkung ist zu erwarten

- Man kann Gegenstände, Menschen, Ideen, die man früher vorschnell abgelehnt hat, besser vertragen oder akzeptieren.
- Man reagiert nicht mehr so oft ablehnend, man wird allgemein toleranter und verständnisvoller.
- Man beginnt, in vermehrtem Maße, seine kritische Meinung zu sagen, wobei man gleichzeitig die Meinung anderer genauso gelten läßt.
- Die allergischen Reaktionen nehmen ab.
- Krankheiten, die im Zusammenhang mit dem *Beech*-Verhalten aufgetreten sind, bessern sich oder verschwinden.

Mittel mit ähnlicher Symptomatik

Agrimony
Ähnlich ist die Schönfärberei, die bei *Agrimony* aus der Furcht vor allem Unangenehmen und bei *Beech* aus dem Bestreben, möglichst tolerant und positiv zu sein, entspringt.

Rock Water
Ähnlich ist eine ablehnende Haltung. Diese entspringt bei *Rock Water* der Tendenz, sich nichts zu gönnen, und dem Wunsch, durch freiwilligen Verzicht in irgendeiner Weise besser – oder auch gesünder – zu werden, wogegen sie bei *Beech* Ausdruck von Unverträglichkeit oder Intoleranz ist.

Vervain
Ähnlich ist die Intoleranz, die bei *Vervain* auf der Überzeugung von der Richtigkeit und Qualität dessen, was man gefunden oder erkannt hat, beruht, und bei *Beech* auf einer spontanen Unverträglichkeit. *Vervain*-Menschen wollen die Welt verbessern, wogegen *Beech*-Menschen sich nur wehren.

Vine
Ähnlich ist die Intoleranz, die bei *Vine* einen engstirnigen oder besserwisserischen Charakter hat und oft dazu führt, daß man die Umwelt entsprechend den eigenen Vorstellungen zu ändern sucht. *Beech*-Menschen wehren dagegen nur etwas ab, das sie nicht vertragen können, versuchen aber nicht, jemanden oder etwas ändern.

CENTAURY
(Tausendgüldenkraut – Centaurium umbellatum)

Entsprechend der Beschreibung von Dr. Bach ist dieses Mittel gut für jene gutmütigen und hilfsbereiten, meist auch etwas schüchternen oder verängstigten Menschen, die sich stets anderen selbstlos und ohne Rücksicht auf die eigene Leistungsfähigkeit zur Verfügung stellen. Dabei geraten sie nicht nur oft in Rolle von unterwürfigen Dienern und leisten freiwillig mehr, als von ihnen erwartet wird, sondern vernachlässigen auch ihre persönlichen Lebensinteressen.

Motto: Ich kann nicht »*nein*« sagen.

Allgemeine Charakteristik

Centaury ist das Mittel gegen übertriebene Gutmütigkeit und Nachgiebigkeit. Es hilft jenen Menschen, die nicht genügend Selbstbehauptungskraft besitzen und sich autoritären Persönlichkeiten nicht zu widersetzen wagen. Dabei nehmen sie Stärkeren gegenüber oft eine gehorsame oder unterwürfige Haltung ein und lassen sich ausnützen, unterjochen oder sogar erpressen.

Centaury entwickelt bei ihnen das Gefühl und das Wissen, eigene Rechte zu besitzen, die man reklamieren bzw. verteidigen darf. So werden sie auf eine gesunde Weise »egoistischer« und fähiger, sich unberechtigten Ansprüchen ihrer Umwelt (z. B. Eltern und Vorgesetzte) zu widersetzen. Sie verlieren einen Teil ihrer Furcht vor Stärkeren, können ihre eigenen Interessen besser vertreten und werden etwas »aufmüpfiger«.

Da sich jede Geisteshaltung immer auch körperlich ausdrückt, besitzen diese Menschen oft (aber nicht immer!) eine vornüber gebeugte, unterwürfigen Haltung – evtl. mit entsprechenden Veränderungen der Wirbelsäule.

Typische Einsatzmöglichkeiten

(Die folgenden Aussagen müssen nicht alle zutreffen – eine genügt, wenn sie sehr deutlich zu beobachten ist. Für die Behandlung von Kindern tauschen Sie »man« gegen »das Kind« aus.)

- Man ist immer zu **gutmütig** und **nachgiebig**, und es fällt einem schwer, »**nein!**« oder »**Ich will das!**« zu sagen. Deshalb kann man sich auch oft nicht durchsetzen oder läßt sich **erpressen**.

- Man ist sehr **gehorsam** oder **angepaßt** und tut immer, was einem gesagt wird.
- Man **traut sich nicht** zu sagen oder zu tun, was man will.
- Man **ordnet sich** schnell **unter** oder verhält sich **unterwürfig**.
- Man fürchtet sich insgeheim vor Autoritätspersonen oder vor Stärkeren – auch innerhalb der Familie – und **läßt sich** von ihnen **herumkommandieren**. Zum Beispiel wagt man es auch nicht, seine Rechte gegen Amtspersonen oder staatliche Institutionen zu verteidigen.
- Man ist sehr **anspruchslos** und schnell zu Verzicht oder **Selbstverleugnung** bereit.
- Man neigt zum »**vorauseilenden Gehorsam**«.
- Man **verzichtet** auf sein eigenes Leben, weil man sich den Ansprüchen egoistischerer Menschen nicht entziehen kann (z. B. erwachsene Kinder, die sich von ihren Eltern ausnützen oder gängeln lassen).
- Aufgrund einer unterwürfigen Einstellung (»Diener«) hat man eine schlechte, **vornübergebeugte Haltung** oder entsprechende **Wirbelsäulenprobleme**.
- Man ist durch eine unterwürfige Haltung **krank** geworden.

Reaktion auf eine Krankheit

- Man wehrt sich nicht gegen die Krankheit, man akzeptiert sie klaglos.
- Man läßt sich zu einer Therapie drängen, die man eigentlich nicht möchte.

Evtl. nützlich bei folgenden körperlichen Störungen

Wirbelsäulenstörungen (z. B. M. Scheuermann, M. Bechterew, Osteoporose), Hormonstörungen (Unterfunktion), Lymphdrüsenkrankheiten.

Folgende Wirkung ist zu erwarten

- Man wird »egoistischer«, »frecher« und selbstbewußter und tut mehr als bisher, was man selbst will.
- Man kann sich besser durchsetzen und seinen Platz behaupten.
- Man läßt sich nicht mehr so viel bevormunden, ausnützen, erpressen, überfahren, »über den Tisch ziehen«, verplanen oder beherrschen, sondern kann deutlicher zeigen oder aussagen, was man will oder nicht will.
- Man bekommt eine aufrechtere und selbstbewußtere Körperhaltung.
- Krankheiten, die im Zusammenhang mit dem *Centaury*-Verhalten aufgetreten sind, bessern sich oder verschwinden.

Mittel mit ähnlicher Symptomatik

Cerato
Ähnlich ist die Unfähigkeit zu tun, was man selbst will, und die Bereitschaft, sich Vorschriften machen zu lassen. Während der *Cerato*-Mensch ein Bedürfnis nach Führung und Anleitung hat, ist der *Centaury*-Mensch zu schwach, sich der Bevormundung zu widersetzen.

Gentian
Ähnlich ist die ungenügende Kraft, seine Absichten durchzusetzen. Dies beruht bei *Gentian* auf Willensschwäche und bei *Centaury* auf krankhafter Nachgiebigkeit und Unterwürfigkeit.

Mimulus
Ähnlich ist die Furchtsamkeit. Während sie bei *Mimulus*-Menschen von allgemeiner Natur ist, bezieht sie sich bei *Centaury* auf den Umgang mit stärkeren oder autoritären Menschen.

Larch
Ähnlich ist die Tendenz zu Verzicht und Unterwerfung. Sie ist bei *Larch* die Folge eines Minderwertigkeitsgefühls und bei *Centaury* Ausdruck einer Selbstbehauptungsschwäche. Beiden gemeinsam sind Wirbelsäulenprobleme (schlechte Haltung).

Red Chestnut
Ähnlich ist die Selbstlosigkeit. Diese drückt sich bei *Red Chestnut* darin aus, daß man sich viele Sorgen um andere macht, ohne an sich selbst zu denken, wogegen sie bei *Centaury* in der Bereitschaft zu Verzicht, Anpassung oder Selbstaufopferung besteht.

Walnut
Ähnlich ist mangelnde Durchsetzungsfähigkeit und die Tendenz, sich selbst zu verraten. Während *Walnut*-Menschen sich zu leicht beeinflussen und verführen lassen, sind *Centaury*-Menschen zu gehorsam und angepaßt.

CERATO
(Bleiwurz/Hornkraut – Ceratostigma willmottiana)

Entsprechend der Beschreibung von Dr. Bach hilft dieses Mittel jenen Menschen, die zu unselbständig sind, um aus eigener Entscheidung zu handeln, und deshalb immer irgend jemanden fragen, was sie tun sollen. Das führt oft dazu, daß sie nicht so handeln, wie es eigentlich für sie richtig wäre.

Motto: Ich weiß nicht, wie ich handeln soll – ich brauche Rat.

Allgemeine Charakteristik

Cerato ist das Mittel gegen Unselbständigkeit. Es hilft jenen Menschen, denen es schwer fällt, aus eigener Entscheidung und Verantwortung zu handeln, und die sich deshalb gerne beraten, anleiten oder führen lassen. (Viele Klienten und »Jünger« von Beratern, Gurus und Führern aller Art gehören zum *Cerato*-Typ.) Diese Unselbständigkeit erzeugt auch eine gewisse Furcht vor Fehlern und damit das Bedürfnis, sich dagegen abzusichern. Daher fragen sie nicht nur, bevor sie etwas unternehmen, nach der Meinung anderer, sondern vergewissern sich oft auch hinterher noch, ob sie richtig gehandelt haben.

Cerato fördert ganz allgemein die Fähigkeit, unabgesichert, selbständig und intuitiv zu handeln. Es ist aber auch in jenen Situationen nützlich, in denen man – selbst, wenn man sonst durchaus selbständig ist – auf einmal unsicher wird und nicht mehr weiß, wie man vorgehen soll. Dann hilft es zu erkennen, was man eigentlich will.

Typische Einsatzmöglichkeiten

(Die folgenden Aussagen müssen nicht alle zutreffen – eine genügt, wenn sie sehr deutlich zu beobachten ist. Für die Behandlung von Kindern tauschen Sie »man« gegen »das Kind« aus.)

- Man **weiß nicht, wie** man **handeln** soll, weil man der eigenen Meinung und Intuition nicht traut.
- Man kann **nicht selbständig** und **selbstverantwortlich** handeln, weshalb man sich gern **beraten** oder **führen** läßt.
- Man riskiert **keine Fehler**, sondern versucht, sich immer vorher **abzusichern**, indem man andere nach ihrer Meinung befragt.

- Man ist **unsicher**, wenn man auf sich allein gestellt ist, weil man sich nicht traut, spontan und intuitiv zu handeln.
- Man braucht immer die **Zustimmung** anderer für das, was man tun will oder getan hat, denn man möchte **es allen recht machen**.
- Man ist aus Furcht vor Fehlern **krank** geworden.

Reaktion auf eine Krankheit

- Man ist total verunsichert und weiß nicht, wie man reagieren soll; deshalb sucht man den Rat und die Meinung anderer.
- Man lässt sich gewissermaßen von den Therapeuten entmündigen und befolgt kritiklos ihre Vorschläge.

Folgende Wirkung ist zu erwarten

- Man wird selbstsicherer in seinem Verhalten und selbständiger in seinem Handeln.
- Man kümmert sich weniger um die Meinung anderer und riskiert auch Fehler.
- Man wird unabhängiger von Beratern, Therapeuten oder Gurus.
- Man trifft Entscheidungen, ohne sich vorher bei anderen abzusichern.
- Krankheiten, die im Zusammenhang mit dem *Cerato*-Verhalten aufgetreten sind, bessern sich oder verschwinden.

Mittel mit ähnlicher Symptomatik

Larch
Ähnlich ist die Unsicherheit. Bei *Larch* beruht sie auf mangelndem Selbstvertrauen oder Minderwertigkeitsgefühlen, wogegen sie bei *Cerato* die Folge von Unselbständigkeit oder geistiger Abhängigkeit ist.

Scleranthus
Ähnlich sind Zögern und Unfähigkeit zu spontanem Handeln. Der Grund hierfür liegt bei *Scleranthus* darin, daß man sich nicht zwischen vorhandenen Alternativen entscheiden kann, wogegen man bei *Cerato* nicht eigenständig handeln kann und sich lieber führen läßt.

Walnut
Ähnlich ist die Beeinflußbarkeit. Im Gegensatz zur *Cerato*-Mentalität, bei der man aus Unselbständigkeit eine beratende Beeinflussung geradezu wünscht, kann man sich bei *Walnut* nicht genügend dagegen abgrenzen und läßt sich oft zu etwas verleiten, das man eigentlich gar nicht will.

Wild Oat
Ähnlich ist die Unklarheit: Man weiß nicht, was man tun soll. Bei *Wild Oat* besteht der Grund dafür in einer Ziel- oder Konzeptlosigkeit. Hier heißt die Frage »Was soll ich überhaupt tun, ich weiß gar nicht, wo ich anfangen und woran ich mich orientieren soll«, wogegen sie bei *Cerato* heißt (und auch immer gestellt wird): »Wie soll ich handeln, damit ich keinen Fehler mache?«

Cherry Plum
(Kirsch-Pflaume – Prunus cerasifera)

Entsprechend der Beschreibung von Dr. Bach hilft dieses Mittel, wenn man befürchtet, die geistige Übersicht oder die Beherrschung zu verlieren, oder wenn man den unwiderstehlichen Zwang fühlt, gegen jede Vernunft zu handeln oder eventuell etwas Schreckliches zu tun.

Motto: Ich leide unter meinen zu starken Gefühlen.

Allgemeine Charakteristik

Cherry Plum ist ein wichtiges Mittel zur Normalisierung des Gefühlslebens. Es hilft jenen Menschen, die emotionale Probleme haben – gleichgültig welcher Art und welcher Ausprägung diese sind: vom quälenden Gefühl, dem Gefühlschaos, dem Gefühlsdruck, der Überdrehtheit oder der Hysterie bis zur beginnenden Psychose, Besessenheit oder Selbstmordgefahr (siehe auch Abb. 4).

Die Ursache solcher Probleme liegt meist in der Unfähigkeit, Gefühle oder Triebe sinnvoll und spontan auszuleben, was zu einem inneren Stau an emotionaler Energie führt. Dieser kann sich zu gefährlichem Überdruck steigern und unter ungünstigen Umständen eine Kurzschlußhandlung herbeiführen.

Cherry Plum ist eine Art Katalysator und kann das Gefühlsleben normalisieren. Es sollte immer mit jenen Mitteln kombiniert werden, die sich auf spezielle Gefühlsprobleme beziehen: zum Beispiel Unruhe, Wut, Ungeduld, Haß, Sorge, Mitleid, Enttäuschung, Angst, Traurigkeit, seelische Erschütterung.

Als Konstitutionstherapie (lange genommen) kann es allgemein die Tendenz, überemotional oder unbeherrscht zu reagieren, abbauen – natürlich ohne den eigentlichen Charakter zu verändern. Ein von Natur aus leidenschaftliches Temperament wird dadurch nicht grundsätzlich »abgekühlt« – es wird aber harmonisiert, so daß es nicht mehr so viele unangenehme Ausbrüche gibt.

Menschen mit psychisch labiler Verfassung oder Neigung zu Psychosen sollten *Cherry Plum* als Basis-Mittel nehmen. Besonders wichtig ist dies bei der Schizophrenie, die meist die Folge schwerer emotionaler Konflikte ist.

Cherry Plum ist Bestandteil des Notfall-Mittels (*Rescue Remedy*). Falls es nicht genügend Wirkung zeigt, empfiehlt es sich, *Sweet Chestnut* dazu zu nehmen.

Typische Einsatzmöglichkeiten

(Die folgenden Aussagen müssen nicht alle zutreffen – eine genügt, wenn sie sehr deutlich zu beobachten ist. Für die Behandlung von Kindern tauschen Sie »man« gegen »das Kind« aus.)

- Man wird von einem bestimmten **Gefühl** gequält, das man nicht loswerden oder sinnvoll umsetzen kann.
- Man ist innerlich sehr **aufgewühlt** oder gefühlsmäßig ganz **durcheinander**, so daß man **nicht beherrscht** und richtig handeln kann. Das kann sich zum Beispiel in starkem Zittern, Lampenfieber oder unkontrollierten **Gefühlsausbrüchen** äußern. Auch **körperliche Störungen** wie Gallenkrisen, Ohnmacht, Krämpfe, Allergien, Epilepsie, Schizophrenie und sogar Krebs können dadurch hervorgerufen werden.
- Man wird von so starken, unbeherrschbaren Gefühlen und Emotionen gequält, daß die Gefahr einer **Kurzschlußhandlung** besteht.
- Man fürchtet, **verrückt** zu werden.
- Man ist wie von bösen Geistern **besessen**.
- Man leidet unter einer so starken Gefühlsqual, daß man versucht ist, **sich das Leben zu nehmen**, um erlöst zu werden.
- Man ist allgemein emotional sehr **unausgeglichen** und handelt deshalb oft **unvernünftig** und **unbeherrscht**.
- Man ist durch Gefühlsüberdruck oder Gefühlsqual **krank** geworden.

Reaktion auf eine Krankheit

- Man ist sehr aufgewühlt, man ist total durcheinander.
- Man ist ganz außer sich und fürchtet, durchzudrehen.
- Man verspürt den Impuls, sich umzubringen.

Evtl. nützlich bei folgenden körperlichen Störungen

Erregungs-Zittern, gefühlsbedingte Schweißausbrüche, hysterische Verkrampfungen oder Verdauungsstörungen, Schlaflosigkeit, Schizophrenie, Epilepsie (wenn Folge eines psychischen Konfliktes).

Folgende Wirkung ist zu erwarten

- Man beruhigt sich wieder.
- Man wird nicht mehr so sehr von seinen Gefühlen gequält.
- Man wird in seinem ganzen Verhalten ausgeglichener und ruhiger.
- Wenn man unter Gefühlsdruck gerät, kann man sich schneller wieder fangen und dreht nicht mehr so schnell durch.

- Krankheiten, die im Zusammenhang mit dem *Cherry Plum*-Zustand aufgetreten sind, bessern sich oder verschwinden.

Mittel mit ähnlicher Symptomatik

Agrimony
Ähnlich ist die innere Qual, die bei *Agrimony* aus der Verdrängung von Problemen entsteht, wogegen sie bei *Cherry Plum* die Folge von überschießenden und/oder unbeherrschbaren Emotionen ist.

Aspen
Ähnlich ist das Gefühl, besessen zu sein. Bei *Aspen* handelt es sich um eine unerklärliche Angst oder Bangigkeit, gegen die man nichts tun kann, bei *Cherry Plum* ist das Gefühlsproblem offenkundig und heftig und entsteht meist aus einer Gefühlsunterdrückung.

Impatiens
Ähnlich ist die Unbeherrschbarkeit des emotionalen Zustandes. Bei *Impatiens* ist man von Rastlosigkeit und Ungeduld getrieben und wie besessen, bei *Cherry Plum* steht man unter innerem Gefühlsdruck.

Rock Rose
Ähnlich ist die Unbeherrschbarkeit des emotionalen Zustandes. Bei *Rock Rose* wird man von Panik beherrscht und hat den Überblick verloren, bei *Cherry Plum* steht man unter starkem Gefühlsdruck. Kombination beider Mittel ist zu empfehlen.

Sweet Chestnut
Ähnlich ist die Unbeherrschbarkeit des emotionalen Zustandes, der bei *Sweet Chestnut* in Verzweiflung besteht und gewissermaßen den Endzustand der Gefühlsqual darstellt, wogegen er bei *Cherry Plum* auf Gefühlsüberdruck oder -qual beruht und in die Verzweiflung führen kann. Kombination beider Mittel ist zu empfehlen.

Vervain
Ähnlich ist die Unbeherrschbarkeit des emotionalen Zustandes. Bei *Vervain* kann es eine starke Begeisterung sein, die einen unvernünftig handeln läßt, bei *Cherry Plum* ist es der emotionale Überdruck.

Chestnut Bud
(Roßkastanie – Aesculus hippocastanum)

Entsprechend der Beschreibung von Dr. Bach hilft dieses Mittel jenen Menschen, die aus den Erlebnissen und Erfahrungen ihres täglichen Lebens zu wenig lernen und zu ihrem eigenen Schaden immer wieder dieselben Fehler machen, obwohl sie diese oft allein schon durch die Beobachtung anderer Menschen vermeiden könnten. Deshalb müssen sie alles mehrmals durchmachen und durchleben, bis sie es – wenn überhaupt – verstanden haben.

Motto: Ich bin zu unaufmerksam und mache immer wieder die gleichen Fehler.

Allgemeine Charakteristik

Chestnut Bud wird nicht aus Blüten, sondern aus Knospen hergestellt. Es ist ein Lern- bzw. Erkenntnismittel und hilft jenen Menschen, die dem, was sie erleben und womit sie zu tun haben, nicht genügend bewußte Aufmerksamkeit entgegenbringen, so daß sie zu wenig daraus lernen und keine Erfahrungen sammeln. So machen sie immer wieder die gleichen Fehler oder geraten oft in ähnliche, meist unerfreuliche Situationen.

Dieses Problem kann entweder in Verbindung mit einem bestimmten Lernstoff auftreten oder sich auf die allgemeinen Lebensumstände beziehen.

Man sollte an *Chestnut Bud* denken, wenn ein Kind in der Schule nicht richtig mitkommt oder wenn ein Erwachsener in seinem Beruf auf der Stelle tritt. Man kann es auch generell dann nehmen, wenn man etwas besser verstehen will.

Menschen, deren Lebenserfahrung ungenügend ist, oder Kinder, die geistig unterentwickelt sind, können mit *Chestnut Bud* gefördert werden, und es ist ein nützliches Begleitmittel bei jeder Form von Persönlichkeitsentwicklung, weil es die dabei erzielten Erkenntnisse und Erfahrungen zu vertiefen und im Bewußtsein zu verankern hilft.

Bei Legasthenie und in der Rehabilitation nach einem Schlaganfall kann es (zusammen mit *Gentian*) hilfreich sein.

Typische Einsatzmöglichkeiten

(Die folgenden Aussagen müssen nicht alle zutreffen – eine genügt, wenn sie sehr deutlich zu beobachten ist. Für die Behandlung von Kindern tauschen Sie »man« gegen »das Kind« aus.)

- Man kann sich etwas, das man lernen möchte oder soll, einfach **nicht merken**.
- Man **lernt schlecht** oder man ist »schwer von Begriff«, weil man zu **unaufmerksam** ist.
- Man macht immer wieder die gleichen **Fehler** oder hat die gleichen Probleme, weil man zu wenig auf das achtet, was man erlebt.
- Man macht zu wenige oder **keine Fortschritte**, man tritt in seinem Beruf oder seiner Arbeit auf der Stelle, weil man zu wenig aus seinen Beobachtungen und Erlebnissen lernt.
- Man befindet sich in seiner **geistigen Entwicklung** nicht auf dem altersentsprechenden Stand.
- Man ist **krank** geworden, weil man sich immer wieder in der gleichen Weise gesundheitsschädlich verhält.

Reaktion auf eine Krankheit

- Man lernt nichts aus der Krankheit und verharrt in bestimmten, schädlichen Verhaltensweisen oder Fehlern.

Evtl. nützlich bei folgenden körperlichen Störungen

Geistige Minderentwicklung, Legasthenie, Ungeschicktheit, nervliche/geistige Defekte nach Schlaganfall.

Folgende Wirkung ist zu erwarten

- Man wird aufmerksamer und kann besser lernen.
- Man beginnt, sich auch für Dinge zu interessieren, die man vorher unbeachtet ließ.
- Man macht in seiner geistigen Entwicklung Fortschritte.
- Man wird erfahrener und lebensgewandter.
- Krankheiten, die im Zusammenhang mit dem *Chestnut Bud*-Verhalten aufgetreten sind, bessern sich oder verschwinden.

Mittel mit ähnlicher Symptomatik

Clematis
Ähnlich ist die Unaufmerksamkeit. Der Unterschied zwischen dem *Clematis*-und dem *Chestnut Bud*-Menschen besteht darin, daß ersterer geistig oft nicht richtig anwesend oder wenig interessiert ist, wogegen letzterer sich nicht richtig auf das konzentrieren kann, womit er sich gerade beschäftigt oder was er erlebt.

Gentian
Ähnlich ist die Lernschwäche. Diese entsteht bei *Gentian* aus der Tendenz, zu schnell aufzugeben, wenn es schwierig wird, wogegen sie bei *Chestnut Bud* auf Unaufmerksamkeit und Unkonzentriertheit beruht.

Scleranthus
Ähnlich ist das Lernproblem, das bei *Scleranthus* daraus entsteht, daß man an allem interessiert und deshalb sehr ablenkbar ist, wogegen es bei *Chestnut Bud* auf Unaufmerksamkeit beruht.

Wild Rose
Ähnlich ist das Lernproblem, das bei *Wild Rose* aus totaler Uninteressiertheit entsteht, wogegen es bei *Chestnut Bud* auf Unaufmerksamkeit beruht.

Chicory
(Wegwarte – Cichorium intybus)

Entsprechend der Beschreibung von Dr. Bach ist dieses Mittel für jene Menschen geeignet, die sich zu sehr um das Wohlergehen anderer sorgen, wobei sie dauernd irgend etwas nach ihren eigenen Vorstellungen in Ordnung zu bringen oder zu verbessern versuchen. Sie wollen diejenigen, für die sie sich einsetzen – zum Beispiel ihre Kinder, Verwandten und Freunde – immer um sich haben.

Motto: Ich tue alles für meine Lieben, weil ich sehr anhänglich und liebesbedürftig bin.

Allgemeine Charakteristik

Chicory ist das Mittel für sehr fürsorgliche und anhängliche Menschen, die ein starkes Bedürfnis nach intensiven Gefühlsbeziehungen und Liebe haben.

Sie tun alles für ihre Lieben oder die ihnen anvertrauten Menschen, sie helfen ihnen, wo sie können, räumen ihnen alle Probleme aus dem Weg, machen sich unentbehrlich, opfern sich für sie auf, bewahren sie vor Schwierigkeiten oder beschützen sie vor Gefahren, versuchen sie aber gleichzeitig damit an sich zu binden. Sie erwarten für ihren dauernden Einsatz viel Zuwendung und Dank und können negativ reagieren (z. B. mit Selbstmitleid, Vorwürfen oder Eifersucht), wenn man sich ihnen entzieht oder nicht in der gleichen Weise auf sie zugeht. Dann kann auch das Wort »Undankbarkeit« fallen.

Ein weiteres Problem, das sich aus dieser Eigenart bzw. diesem Verhalten ergibt, liegt darin, daß *Chicory*-Menschen andere durch ihre Hilfe – mehr oder weniger unbewußt – hilflos, unselbständig und abhängig machen. Daraus können sich viele Schwierigkeiten in den zwischenmenschlichen Beziehungen (vor allem im Familienleben) ergeben.

Chicory ist daher ein wichtiges Mittel in der Kinder- und Familientherapie und wird hier bei zu starken Abhängigkeiten oder übertriebenen Gefühlsansprüchen eingesetzt (z. B. im Zusammenspiel zwischen »Übermutter« und »hilflosem Kind«). Es sollte dabei nicht nur von den »liebenden Helfern«, sondern auch von den »hilflosen Geliebten« genommen werden, wenn diese, durch die übertriebene Fürsorge abhängig geworden, nun ihrerseits Ansprüche stellen und nicht mehr loslassen können.

Bei Krankheiten, die aus einem Mangel an Zuwendung entstanden sind oder die den Zweck haben, Zuwendung zu erzwingen, ist *Chicory* oft sehr hilfreich. Das gilt vor allem für jene anhänglichen Kinder, die ohne plausiblen Grund krank geworden sind oder nicht wieder gesund werden.

Chicory kann ein übertriebenes Bedürfnis nach Nähe und Liebe reduzieren und das starke Verlangen, andere Menschen festzuhalten oder zu besitzen, abbauen, und es fördert die Fähigkeit, sich für andere einzusetzen, ohne sie binden zu wollen oder sie zu Dank zu verpflichten.

Typische Einsatzmöglichkeiten

(Die folgenden Aussagen müssen nicht alle zutreffen – eine genügt, wenn sie sehr deutlich zu beobachten ist. Für die Behandlung von Kindern tauschen Sie »man« gegen »das Kind« aus.)

- Man sucht dauernd nach Möglichkeiten, anderen zu **helfen**.
- Man ist **sehr fürsorglich**, man tut für seine Lieben alles, man **opfert sich auf**. Oft macht man sie (meist unbewußt) dadurch **abhängig** oder **hilflos**.
- Man ist sehr **anhänglich** und versucht immer, **enge Gefühlsbeziehungen** aufzubauen.
- Man neigt dazu, Menschen, die man liebt, an sich zu **binden**. Daher leidet man, wenn sich jemand (z. B. ein Kind, Bezugsperson, Partner oder Freund) entzieht. Dann kann man **egoistisch, eifersüchtig, fordernd** oder **erpresserisch** sein oder in **Selbstmitleid** verfallen.
- Man fühlt sich oft **nicht genug geliebt**, denn man ist sehr von seiner Bezugsperson **abhängig** (z. B. Kind-Eltern).
- Man leidet, wenn man **allein** sein muß, weil man immer menschliche Nähe braucht.
- Man erwartet **Dankbarkeit**, wenn man jemandem hilft oder Geschenke macht.
- Man versucht durch Krankheit oder ein mitleiderregendes Verhalten **Zuwendung** zu **erpressen**.
- Man ist sehr frustriert oder verfällt in Selbstmitleid, **wenn/weil man nicht bekommt**, was man dringend möchte (vor allem Zuwendung).
- Man ist wegen Undankbarkeit oder aus Selbstmitleid **krank** geworden.

Reaktion auf eine Krankheit

- Man wird sehr trostbedürftig oder anklammernd
- Man verfällt in starkes Selbstmitleid.

62 Chicory

Evtl. nützlich bei folgenden körperlichen Störungen

Krankheiten, mit denen Zuwendung erzwungen werden soll. Hautkrankheiten. Tuberkulose. Nierenkrankheiten.

Folgende Wirkung ist zu erwarten

- Man drängt sich nicht mehr so oft helfend in das Leben anderer.
- Man versucht nicht mehr so stark, andere abhängig zu machen, und kann andere besser freilassen.
- Man kann selbstlos helfen, man erwartet keinen Dank.
- Man beginnt, sich aus einer Abhängigkeit zu lösen, man wird gefühlsmäßig unabhängiger und freier.
- Man klammert nicht mehr so stark.
- Man fühlt sich nicht mehr so schnell ungeliebt.
- Krankheiten, die im Zusammenhang mit dem *Chicory*-Verhalten oder -Zustand aufgetreten sind (man fühlte sich ungeliebt), bessern sich oder verschwinden.

Mittel mit ähnlicher Symptomatik

Centaury
Ähnlich ist die Gewohnheit, sich anderen zur Verfügung zu stellen. Bei *Centaury* entspringt dies einer Schwäche (Unfähigkeit, sich Ansprüchen zu widersetzen), wogegen es bei *Chicory* Ausdruck des Wunsches nach Beziehung ist.

Heather
Ähnlich ist die Abneigung gegen Alleinsein. Bei *Heather* entspringt sie vor allem der Freude an Geselligkeit und Kommunikation, wogegen sie bei *Chicory* Ausdruck eines Bedürfnisses nach Beziehung und Liebe ist.
Ähnlich ist die Tendenz, sich schnell abgelehnt und ausgestoßen zu fühlen. Beim *Heather*-Mensch beruht sie auf einem latenten Selbstwertzweifel und dem Bedürfnis nach Bestätigung des eigenen Wertes, beim *Chicory*-Menschen entspringt sie der starken Abhängigkeit von liebevoller Zuwendung.
Ähnlich ist das Bedürfnis nach Zuwendung. Bei *Heather* beruht es vor allem auf dem Wunsch nach Aufmerksamkeit und Anerkennung (man will beliebt sein) und bei *Chicory* mehr auf dem Wunsch nach einer tiefen Gefühlsbeziehung (man will geliebt werden).

Red Chestnut
Ähnlich ist die Gewohnheit, sich um das Wohl anderer zu kümmern. Bei *Red Chestnut* ist es selbstlose Sorge, bei *Chicory* dagegen aktive Fürsorge.

Vervain
Ähnlich ist der Drang, anderen etwas Gutes zu tun. Dabei geht es dem *Vervain*-Menschen vor allem darum, bei anderen etwas zu verbessern, wogegen der *Chicory*-Mensch eine Beziehung aufbauen oder erhalten will.

CLEMATIS
(Weiße Waldrebe – Clematis vitalba)

Entsprechend der Beschreibung von Dr. Bach ist dieses Mittel für jene ruhigen Menschen geeignet, die nie richtig klar, wach und interessiert oder die mit ihren derzeitigen Lebensumständen nicht zufrieden sind. Sie leben geistig mehr in Zukunftsvorstellungen als in ihrem derzeitigen Leben und hoffen dauernd auf bessere Zeiten oder die Erfüllung irgendwelcher Wünsche. Wenn sie krank sind, entwickeln sie keinen starken Gesundungswillen und wünschen oft insgeheim sogar zu sterben, weil sie sich davon eine Erlösung oder vielleicht auch ein Wiedersehen mit einem geliebten Menschen erhoffen.

Motto: Die Gegenwart interessiert mich wenig, ich träume lieber.

Allgemeine Charakteristik

Clematis ist für jene Menschen, die wenig Interesse an der Realität haben und dazu neigen, sich ihr zu entziehen.

Das kann sich in unterschiedlicher Weise äußern: entweder in Bewußtseinstrübungen verschiedener Ausprägung (von unangemessener Schläfrigkeit bis zu Benommenheit oder Ohnmacht) oder in ungenügendem Interesse am realen Leben, meist bei gleichzeitigen Tagträumereien, illusionären Hoffnungen und Phantasien.

Der typische *Clematis*-Mensch ist träumerisch und etwas weltfremd veranlagt. Er hat einen Hang zu Unordentlichkeit, Unpünktlichkeit und Unzuverlässigkeit. Dazu besitzt er eine rege Phantasie, die ihm einerseits die nüchterne Realität als wenig interessant oder unerfreulich erscheinen läßt und ihn andererseits ständig nach einer bunteren, schöneren Wirklichkeit suchen läßt. Immer von einer besseren Zukunft träumend versäumt er es aber meist, diese sich schon heute und in der Gegenwart zu schaffen. Dazu paßt die ausgesprochene Vorliebe für alles, was geeignet ist, eine interessantere oder schönere Welt zu erzeugen oder vorzugaukeln – zum Beispiel Märchen und Kino, aber auch Alkohol und Drogen. Unter ungünstigen Umständen kann er sich in die sogenannte innere Emigration flüchten, bei der er sich aus der äußeren in seine innere, geistige Welt zurückzieht und dort überlebt.

Clematis kann entweder kurzfristig bei momentaner unnatürlicher Schläfrigkeit und Benommenheit oder langfristig zur Entwicklung eines ausgeprägteren Realitätssinnes eingesetzt werden. Es ist im Notfall-Mittel

(Rescue Remedy) enthalten, um Bewußtseinstrübungen oder Ohnmacht zu verhindern.

Typische Einsatzmöglichkeiten

(Die folgenden Aussagen müssen nicht alle zutreffen – eine genügt, wenn sie sehr deutlich zu beobachten ist. Für die Behandlung von Kindern tauschen Sie »man« gegen »das Kind« aus.)

- Man ist **vergesslich** oder **unkonzentriert**, weil man in Gedanken immer woanders ist.
- Man ist **schläfrig** oder **benommen**, man kommt **nicht richtig zu sich**.
- Man **interessiert sich wenig** für das, was um einen herum vorgeht, man ist wie **benebelt** oder **betäubt** oder leidet unter **Bewußtseinstrübungen**.
- Man **ist unordentlich** und neigt dazu, sich zu **vernachlässigen**, weil man geistig oft in einer anderen Welt lebt.
- Man ist gegen Schmerzen und Krankheit relativ **unempfindlich**, weil man sie nicht richtig zur Kenntnis nimmt.
- Man ist allgemein sehr **verträumt** und hofft immer irgendwie auf etwas Erfreuliches.
- Man besitzt **keinen starken Lebenswillen** und bemüht sich, wenn man krank ist, kaum um seine Genesung.
- Man ist **lebensmüde**, man hat Sehnsucht nach dem Tode oder dem »Jenseits«.
- Man ist **krank** geworden, weil man kein Interesse am Leben hat oder sich zu sehr vernachlässigt hat.

Reaktion auf eine Krankheit

- Man gibt sich keine Mühe, wieder gesund zu werden.
- Man fürchtet sich nicht vor dem Tod oder sehnt sich sogar nach ihm, weil man von ihm irgendetwas Positives erwartet.

Evtl. nützlich bei folgenden körperlichen Störungen

Bewußtseinsdefizite jeder Art: Schläfrigkeit, Bewußtseinstrübung, Benommenheit, Absencen, Bewußtlosigkeit, Ohnmacht.

Folgende Wirkung ist zu erwarten

- Man wird wacher, interessierter und aktiver.
- Man wird ordentlicher, pünktlicher, zuverlässiger.

- Man entwickelt mehr Interesse am normalen Leben.
- Man geht realistischer an sein Leben heran.
- Man beginnt, seinen Träumen und Eingebungen eine klare Form zu geben (zum Beispiel durch Kunst).
- Man entwickelt mehr Lebens- oder Gesundungswillen.
- Man erwacht schnell wieder aus einer eventuellen Benommenheit oder Ohnmacht.
- Krankheiten, die im Zusammenhang mit dem *Clematis*-Verhalten oder -Zustand aufgetreten sind, bessern sich oder verschwinden.

Mittel mit ähnlicher Symptomatik

Chestnut Bud
Ähnlich ist die Unaufmerksamkeit. Sie besteht bei *Chestnut Bud* darin, daß man sich nicht bewußt genug mit dem beschäftigt, womit man zu tun hat, wogegen man sich bei *Clematis* mit seinen Gedanken woanders aufhält und sich für die Realität wenig interessiert.

Gorse
Ähnlich ist die Abwendung vom Leben. Bei *Gorse* entspringt sie einer tiefen Hoffnungslosigkeit, wogegen sie bei *Clematis* auf Desinteresse beruht.

Honeysuckle
Ähnlich ist die innere Abkehr von der Realität. Bei *Honeysuckle* lebt man geistig in der Vergangenheit (der man nachtrauert), wogegen man bei *Clematis* in der Zukunft lebt (in Form von Hoffnungen, Illusionen, Träumen).

Mustard
Ähnlich ist die Abwendung vom realen Leben. Bei *Mustard* ist sie Ausdruck einer tiefen Depression, während man sich bei *Clematis* einer interessanteren (Schein-)Wirklichkeit zuwendet.

Wild Rose
Ähnlich ist das mangelnde Interesse an dem, was passiert. Bei *Wild Rose* ist man weitgehend inaktiv und interessiert sich für überhaupt nichts, wogegen man bei *Clematis* nur an der momentanen Realität desinteressiert ist und meist irgendwelchen Träumereien und Zukunftsvisionen nachhängt.

CRAB APPLE
(Holzapfel – Malus Pumila)

Entsprechend der Beschreibung von Dr. Bach hilft dieses Mittel vor allem jenen Menschen, die sich irgendwie verunreinigt fühlen. Oft sind ihnen dabei irgendwelche Kleinigkeiten wichtiger als eine eventuell gleichzeitig bestehende ernste Krankheit. Das Gefühl, etwas Unreines oder Krankhaftes an sich zu haben, und der dringende Wunsch, davon befreit oder geheilt zu werden, beherrscht ihr gesamtes Denken. Wenn die Behandlung erfolglos bleibt, werden sie ganz verzweifelt. – Crab Apple kann als Heilmittel zur Reinigung eingesetzt werden – auch bei jenen Wunden, die durch irgendwelche Giftstoffe verunreinigt sind.

Motto: Ich kann nichts ertragen, was unsauber, unordentlich oder krankhaft ist.

Allgemeine Charakteristik

Crab Apple ist das Mittel für jene Menschen, bei denen Sauberkeit und Ordnung eine zu große Rolle spielen. Sie brauchen immer genaue Vorgaben, Richtlinien und Vorschriften, an denen sie ihr Verhalten orientieren können und die sie oft kleinlich und krampfhaft einzuhalten versuchen. Sie haben ein ausgesprochenes Bedürfnis nach klaren, überschaubaren und einwandfreien Verhältnissen. Regelwidrigkeiten und Unordnung (wozu auch alles Unreine gehört) irritieren sie stark, und freie Improvisation liegt ihnen nicht. (Behandlungsbedürftig wird diese Eigenart natürlich erst, wenn sie sich übertrieben äußert und eine flexible, natürliche Haltung gegenüber der Lebensrealität unmöglich macht.)

Ihr Reinheitsbedürfnis, das teilweise auch eine moralische Komponente hat, kann dazu führen, daß in ihrem Lebensraum eine etwas sterile Atmosphäre herrscht. Oft wird davon auch ihr Verhältnis zur Sexualität bestimmt, die sie als schmutzig oder eklig empfinden. Die Folge davon ist eine gewisse Gehemmtheit in allem, was mit dem Geschlechtlichen zu tun hat.

Zum Problemkomplex Unreinheit und Unordnung gehören auch Krankheiten, die von *Crab Apple*-Menschen als etwas empfunden werden, das nicht in und an ihnen sein dürfte (sie fühlen sich auch schnell »vergiftet«). Selbst geringe gesundheitliche Störungen können sie sehr belasten und bei ihnen zu einem ausgesprochen hypochondrischen, zwanghaften

Verhalten führen. Sie finden dann keine Ruhe mehr, bis sie sich davon befreit haben.

Crab Apple wird auch als »Blutreinigungsmittel« eingesetzt: es unterstützt den Körper bei der Ausleitung schädlicher Stoffe und »Gifte«. Deshalb ist es ein Basis-Mittel bei Hautkrankheiten, da diese meist Versuche des Körpers sind, krankhafte Stoffe nach außen abzuleiten.

Crab Apple ist – neben dem Notfall-Mittel (*Rescue Remedy*) – in der *Rescue-Creme* enthalten.

Typische Einsatzmöglichkeiten

(Die folgenden Aussagen müssen nicht alle zutreffen – eine genügt, wenn sie sehr deutlich zu beobachten ist. Für die Behandlung von Kindern tauschen Sie »man« gegen »das Kind« aus.)

- Man fühlt sich **verunreinigt** oder **vergiftet**.
- Man **ekelt** sich (momentan oder oft).
- Man hat eine übertriebene **Abneigung gegen Schmutz, Unordnung** und **Krankheit**. Das kann z. B. dazu führen, daß man sich unnötig oft wäscht oder im eigenen Umfeld eine sinnlos strenge Ordnung schafft.
- Man ist **zu kleinlich, pingelig** oder **perfektionistisch**.
- Man **lehnt sich selbst ab**: weil man meint, nicht die erforderlichen Schönheits- oder Qualitätsnormen zu erfüllen, oder weil man sich unrein findet.
- Man hält sich unnötig exakt an **Anweisungen** (z. B. Gebrauchsanweisungen) und **Vorschriften**.
- Man fürchtet sich davor, **moralisch »unrein«** zu sein oder zu werden.
- Man braucht eine **»Blutreinigungskur«**, die dem Körper hilft, Umwelt- oder Infektionsgifte aus Blut und Lymphe zu entfernen.
- Man findet die **Sexualität** irgendwie schmutzig oder eklig.
- Man ist aus Ekel oder wegen chaotischer Zustände **krank** geworden.

Reaktion auf eine Krankheit

- Man empfindet seine Krankheit als etwas Unreines.
- Man ist ängstlich und hypochondrisch darauf bedacht, seine Krankheit (selbst wenn es nur eine kleine Störung ist) möglichst schnell wieder loszuwerden und ist sehr irritiert, wenn es dabei keine Fortschritte gibt.
- Man bewertet seine Krankheit schlimmer, als sie tatsächlich ist.

Evtl. nützlich bei folgenden körperlichen Störungen

Hautprobleme (Ekzeme, Unreinheit, Akne), Sexualstörungen.

Folgende Wirkung ist zu erwarten

- Man ekelt sich nicht mehr so stark und bekommt zu Schmutz ein entspannteres und natürlicheres Verhältnis.
- Man wird insgesamt lockerer und natürlicher und findet Unordnung oder Unpünktlichkeit nicht mehr so schlimm.
- Man ist nicht mehr so pingelig und übertrieben perfekt und kann auch einmal fünf gerade sein lassen.
- Man beginnt, sich selbst so unperfekt zu akzeptieren, wie man ist.
- Man entwickelt ein besseres und natürlicheres Verhältnis zur Sexualität und zum eigenen Körper.
- Eine eventuelle Hautkrankheit bessert sich.
- Krankheiten, die im Zusammenhang mit dem *Crab Apple*-Verhalten aufgetreten sind, bessern sich oder verschwinden.

Mittel mit ähnlicher Symptomatik

Pine
Ähnlich ist der Perfektionismus, der bei *Pine* auf Furcht vor Kritik (Strafe) und bei *Crab Apple* auf dem Zwang, alles richtig zu machen, beruht.

Ähnlich ist die negative Haltung gegenüber der Sexualität, die bei *Pine* auf moralischen Bedenken und bei *Crab Apple* auf Schmutzvorstellungen beruht.

Oak
Ähnlich ist der Perfektionismus, der beim *Oak*-Menschen auf dem Zwang, alles »bis zum Letzten« auszuführen, und beim *Crab Apple*-Menschen auf dem Zwang, alles richtig zu machen, beruht.

Rock Water
Ähnlich ist der Zwang, den man sich selbst auferlegt. Beim *Rock Water*-Menschen bedeutet er bewußte Selbstdisziplin, um besser oder stärker zu werden, beim *Crab Apple*-Mensch entspringt er dem Wunsch, sich an die allgemeinen (moralischen) Vorgaben zu halten.

Ähnlich ist die Unterdrückung der eigenen Sexualität, die bei *Rock Water* eine Art disziplinierter Keuschheit darstellt und bei *Crab Apple* einer Schmutzvorstellung entspringt.

Elm
(Ulme – Ulmus procera)

Entsprechend der Beschreibung von Dr. Bach ist dieses Mittel für jene Menschen geeignet, die darauf eingestellt sind, gute Leistungen zu erbringen, ihrer Berufung zu folgen oder in ihrem Leben etwas Besonderes zu leisten. Es wird dann eingesetzt, wenn sie mutlos und deprimiert werden, weil sie fürchten, ihrer Aufgabe nicht gewachsen zu sein.
Motto: Es ist zu viel – ich schaffe es nicht mehr!

Allgemeine Charakteristik

Elm ist hilfreich, wenn man auf einmal das Gefühl hat, nicht mehr weiter zu können, zu versagen oder zusammenzubrechen. Meist sind es leistungsfreudige, verantwortungsvolle Menschen, die durch Überbelastung in diesen Zustand kommen.

Lange genommen kann *Elm* einerseits die Leistungsfähigkeit erhöhen und andererseits die Gewohnheit abbauen, die eigenen Kräfte zu überschätzen (die immer wieder zu diesen Zuständen führt). Man bekommt dann ein sichereres Gefühl dafür, wieviel man sich aufbürden darf, und lernt, mit den eigenen Kräften maßvoller umzugehen, so daß die typischen *Elm*-Zustände nicht mehr oder jedenfalls seltener auftreten.

Auch bei beginnenden, plötzlich einsetzenden Krankheiten ist *Elm* nützlich, und zwar in dem Augenblick, in dem man den Eindruck hat, daß der Körper im Kampf gegen die Krankheit unterliegt.

Typische Einsatzmöglichkeiten

(Die folgenden Aussagen müssen nicht alle zutreffen – eine genügt, wenn sie sehr deutlich zu beobachten ist. Für die Behandlung von Kindern tauschen Sie »man« gegen »das Kind« aus.)

- Man fühlt auf einmal, daß man **nicht mehr weiter** kann; man ist dabei, »in die Knie zu gehen«.
- Man macht **plötzlich schlapp**, obwohl man eigentlich sehr leistungsfähig ist.
- Man fürchtet, daß man demnächst unter seinen Belastungen **zusammenbrechen** wird.

- Man ist so ehrgeizig oder verantwortungsbewußt, daß man **sich** immer wieder **übernimmt**.
- Man ist nicht **so leistungsfähig**, wie man eigentlich **sein könnte**.
- Man wird **plötzlich krank**.

Reaktion auf eine Krankheit

- Man fühlt sich von der Krankheit überfallen und überwältigt.
- Man empfindet auf einmal die Krankheitsbelastung als übermenschlich und fürchtet, ihr nicht mehr gewachsen zu sein.
- Man ist durch einen plötzlichen Kraftmangel **krank** geworden.

Evtl. nützlich bei folgenden körperlichen Störungen

Akuter Zusammenbruch.

Folgende Wirkung ist zu erwarten

- Man fängt sich wieder und schafft es doch.
- Man wird allgemein leistungsfähiger.
- Man kann mit seinen Kräften besser haushalten.
- Man lernt, sich nicht mehr zu überlasten.
- Krankheiten, die im Zusammenhang mit dem *Elm*-Verhalten oder -Zustand aufgetreten sind, bessern sich oder verschwinden.

Mittel mit ähnlicher Symptomatik

Gentian
Ähnlich ist das Überforderungsgefühl. Bei *Gentian* tritt es immer auf, wenn es irgendwelche Schwierigkeiten gibt, und führt dazu, daß man vorschnell aufgibt, wogegen es bei *Elm* erst dann eintritt, wenn man an seine Leistungsgrenze geraten ist (und dennoch eigentlich nicht zum Aufgeben bereit ist).

Hornbeam
Ähnlich ist das Überforderungsgefühl. *Hornbeam*-Menschen fühlen sich, noch bevor sie überhaupt begonnen haben, überfordert, während *Elm*-Menschen mit großer Einsatzfreude so weit an die eigene Leistungsgrenze gehen, bis sich ein akutes Versagensgefühl einstellt.

Olive
Ähnlich ist ein Erschöpfungsgefühl, das bei *Olive* fast dauernd vorhanden ist, während es bei *Elm* die Folge einer akuten Überbelastung ist.

GENTIAN
(Herbstenzian – Gentiana amarella)

Entsprechend der Beschreibung von Dr. Bach ist dieses Mittel für jene Menschen geeignet, die einen schwachen Willen haben und sich zu schnell entmutigen lassen, wenn bei dem, was sie begonnen haben, irgendwelche Verzögerungen oder Schwierigkeiten auftreten. Diese Tendenz zum Zweifeln und Aufgeben besteht immer bei ihnen, bei ihrer täglichen Arbeit genauso wie bei der Genesung von einer Krankheit.

Motto: Wenn es schwierig wird, gebe ich auf.

Allgemeine Charakteristik

Gentian gibt mehr Willensstärke und Durchhaltekraft. Es ist in allen kritischen Situationen nützlich, in denen man Widerstände überwinden und sich durchsetzen muß.

Als lange einzunehmendes Basismittel ist es für jene Menschen zu empfehlen, die sich durch Schwierigkeiten und Probleme zu schnell entmutigen lassen, die oft vorzeitig aufgeben und verzichten, die es ohne großen Widerspruch akzeptieren, wenn ihnen ihre Wünsche verweigert werden. (Eine solche Haltung ist überwiegend anlagebedingt, verstärkt sich aber – meist schon in der Kindheit – unter dem Einfluß willensstarker, dominanter Menschen, die durch ihre erfolgsgewohnte Zielstrebigkeit oder durch zu hohe Anforderungen zusätzlich entmutigend wirken.)

Da Entmutigung meist mit Niedergeschlagenheit einhergeht, hilft *Gentian* auch, wenn man deprimiert ist, weil man nicht bekommt, was man braucht oder wünscht. (Dieser Zustand ähnelt der sogenannten reaktiven Depression.)

Das *Gentian*-Verhalten entspricht einer gewissen Lebensschwäche, die sich nicht nur in allgemeiner Erfolglosigkeit, sondern auch in einem verzögerten Heilungsprozess ausdrücken kann. In diesem Fall sollte *Gentian* in der Genesungsphase schwerer oder langdauernder Krankheiten genommen werden, um die Heilkraft des Körpers zu stärken und Rückfälle zu verhindern.

Typische Einsatzmöglichkeiten

(Die folgenden Aussagen müssen nicht alle zutreffen – eine genügt, wenn sie sehr deutlich zu beobachten ist. Für die Behandlung von Kindern tauschen Sie »man« gegen »das Kind« aus.)

- Man ist immer auf **Nach- und Aufgeben** eingestellt, weil man einen zu **schwachen Willen** hat.
- Man ist (momentan oder oft) **entmutigt** und/oder **deprimiert**.
- Man hat zu **wenig Durchhaltekraft**, man scheitert oft schon an **kleinen Schwierigkeiten**.
- Man kann sich **nicht durchsetzen**, weil man vor jedem Problem, auf das man stößt, zurückscheut.
- Man hat **wenig Kampfgeist** und geht deshalb am liebsten den Weg des **geringsten Widerstandes**.
- Man kommt nach einer Krankheit **nicht richtig auf die Beine**.
- Man erleidet im Genesungsprozeß **Rückfälle**.
- Man ist durch Entmutigung oder einen Mißerfolg **krank** geworden.

Reaktion auf eine Krankheit

- Man wird durch jede kleine Schwierigkeit, jeden Stillstand oder jeden Rückfall im Genesungsprozeß sogleich entmutigt und deprimiert.
- Man braucht viel Zuspruch und Ermutigung, um durchhalten zu können.

Evtl. nützlich bei folgenden körperlichen Störungen

Hormonstörungen (Unterfunktion), Legasthenie, Impotenz, Rückfall in der Genesungsphase einer Krankheit.

Folgende Wirkung ist zu erwarten

- Man faßt wieder Mut und macht weiter.
- Man wird entschlossener und unbeirrbarer.
- Man setzt sich für seine Wünsche stärker ein und wird beharrlicher.
- Man nimmt Probleme leichter und hält auch bei Schwierigkeiten besser durch.
- Man kann Probleme auch einmal als Herausforderung statt als unüberwindbare Hürde betrachten.
- Man wird fröhlicher, weil man mehr Erfolg hat.
- Man erholt sich schneller von seiner Krankheit.
- Krankheiten, die im Zusammenhang mit dem *Gentian*-Verhalten aufgetreten sind, bessern sich oder verschwinden.

Mittel mit ähnlicher Symptomatik

Elm
Ähnlich ist das Gefühl, nicht mehr weiter zu können. Während aber der *Elm*-Typ grundsätzlich nicht auf Aufgeben eingestellt ist und nur deshalb in diese Lage kommt, weil er sich wirklich übernommen hat, ist neigt der *Gentian*-Typ dazu, vorschnell und entmutigt aufzugeben, wenn Schwierigkeiten auftreten.

Hornbeam
Ähnlich ist ein Überforderungsgefühl, das bei *Hornbeam* schon vorhanden ist, bevor man überhaupt begonnen hat (also eine negative Erwartung), wogegen es sich bei *Gentian* erst dann einstellt, wenn ein Problem auftaucht.

Larch
Ähnlich ist ein Unzulänglichkeitsgefühl, das bei *Larch* mangelndem Selbstvertrauen bzw. einem Minderwertigkeitsgefühl entspringt und dazu führen kann, daß man nichts unternimmt, während es sich bei *Gentian* erst im Zusammenhang mit einem Problem einstellt.

Mustard
Ähnlich ist eine deprimierte Stimmung, die bei *Mustard* meist unerklärlich und scheinbar unbegründet ist, wogegen sie bei *Gentian* einen klaren und verständlichen Grund hat, nämlich zum Beispiel Mißerfolge und Rückschläge.

Olive
Ähnlich ist die Unfähigkeit, Widerstände zu überwinden. Bei *Olive* kommt sie von einer tiefen Erschöpfung, bei *Gentian* von Willensschwäche.

Wild Oat
Ähnlich ist die Inkonsequenz. Bei *Wild Oat* führt man vieles nicht zu Ende, weil man kein richtiges Ziel oder Konzept hat, und bei *Gentian*, weil man immer zu schnell aufgibt.

Wild Rose
Ähnlich ist die mangelnde Unternehmungslust. Bei *Wild Rose* besteht sie ständig, so daß man überhaupt nichts unternimmt, bei *Gentian* tritt sie vorübergehend auf, wenn man durch Probleme entmutigt ist.

Gorse
(Stechginster – Ulex europaeus)

Entsprechend der Beschreibung von Dr. Bach hilft dieses Mittel jenen Menschen, die alle Hoffnung verloren haben. Wenn sie krank sind, können sie nicht mehr glauben, daß es Hilfe oder Besserung für sie gebe, und sie sind überzeugt, daß die Behandlungen oder Heilmittel, zu denen sie sich vielleicht drängen lassen, nutzlos seien.

Motto: Ich rechne (immer) mit dem Schlimmsten.

Allgemeine Charakteristik

Gorse wird nicht nur, wie von Bach beschrieben, im Zustand absoluter Hoffnungslosigkeit benötigt, sondern auch schon, wenn man nicht mehr optimistisch in die Zukunft sehen bzw. sich nicht mehr auf künftige Ereignisse freuen kann. Eine solch pessimistische Einstellung ist alarmierend, weil sie zeigt, daß sich die Seele – langsam oder schnell – aus dem Leben zurückzuziehen beginnt. Unter diesen Umständen kann es beispielsweise dazu kommen, daß Krankheiten lebensgefährlich werden oder daß man im Straßenverkehr falsch reagiert.

Eine typische *Gorse*-Haltung besteht darin, bei schwerwiegenden Problemen oder bei Krankheiten immer sogleich das Schlimmste anzunehmen, statt sich zu sagen: »Es wird schon gut gehen!« Deshalb ist *Gorse* ein wichtiges Grundlagen-Mittel bei allen schweren Krankheiten, z.B. bei Krebs. Manchmal kann man damit (in Kombination mit den dazu passenden persönlichen Mitteln) auch bei hoffnungslos erscheinenden Krankheiten noch eine Trendwende herbeiführen. Denn eine pessimistische Stimmung blockiert das Immunsystem, und nur aus einer optimistischen Erwartung heraus ist man bereit, eine effektive Therapie durchzuführen.

Die Definition, die Bach von diesem Mittel gegeben hat, bezieht sich auf den extremen Endzustand einer Entwicklung, die sich bereits einige Zeit vorher in einer deutlich pessimistischen Lebenshaltung zu erkennen gegeben hat. Es ist sinnvoll, nicht abzuwarten, bis wirklich alle Hoffnung verloren ist, sondern rechtzeitig mit Hilfe von *Gorse* diese negative Entwicklung zu stoppen.

Typische Einsatzmöglichkeiten

(Die folgenden Aussagen müssen nicht alle zutreffen – eine genügt, wenn sie sehr deutlich zu beobachten ist. Für die Behandlung von Kindern tauschen Sie »man« gegen »das Kind« aus.)

- Man ist **pessimistisch** und erwartet nichts Positives und Erfreuliches.
- Man rechnet insgeheim damit, daß das, was man vorhat oder wünscht, **schiefgehen** wird.
- Man stellt sich immer gleich **das Schlimmste** vor.
- Man kann sich auf **nicht**s mehr (richtig) **freuen**.
- Man findet alles **sinn- und hoffnungslos**, man hat keine Zukunftsperspektive mehr.
- Man erwartet von seinem Leben nichts mehr. Man resigniert.
- Man **siecht** – psychisch oder physisch – dahin.
- Man ist so **schwer krank**, daß man nicht mehr zu hoffen wagt.
- Man ist durch eine pessimistische Haltung **krank** geworden.

Reaktion auf eine Krankheit

- Man ist pessimistisch und glaubt nicht mehr an Besserung oder Heilung.
- Man rechnet gleich mit dem Schlimmsten und betrachtet die Krankheit als den Anfang vom Ende.
- Man läßt irgendwelche Therapien über sich ergehen, ohne einen Erfolg zu erwarten.
- Man hat keinen Gesundungswillen mehr, weil man mit dem Leben abgeschlossen hat.

Evtl. nützlich bei folgenden körperlichen Störungen

Immunschwäche, schwere oder gefährliche Krankheiten.

Folgende Wirkung ist zu erwarten

- Man beginnt, wieder auf bessere Zeiten oder eine gute Lösung der derzeitigen Probleme zu hoffen.
- Man wird allgemein fröhlicher und optimistischer und bekommt wieder Freude am Leben.
- Man erwartet, wieder gesund zu werden, und entwickelt dadurch mehr Heilkraft.
- Man wird trotz schlechter Prognose wieder gesund.
- Krankheiten, die im Zusammenhang mit dem *Gorse*-Zustand aufgetreten sind, bessern sich oder verschwinden.

Mittel mit ähnlicher Symptomatik

Elm
Ähnlich ist eine pessimistische Haltung, die sich bei *Elm* plötzlich und vorübergehend als Furcht vor Versagen einstellt, wogegen sie bei *Gorse* einem dauernd vorhandenen Grundgefühl entspringt.

Gentian
Ähnlich ist eine pessimistische Haltung, die sich bei *Gentian* nur angesichts von Problemen einstellt, bei *Gorse* dagegen dauernd vorhanden ist und viel tiefer geht.

Honeysuckle
Ähnlich ist eine pessimistische Haltung. Bei *Honeysuckle* entspringt sie der Trauer über einen schmerzlichen Verlust und bedeutet, daß man nicht mehr damit rechnet, das Verlorene oder etwas Ähnliches wiederzubekommen oder zu erleben. Dagegen stellt sie bei *Gorse* ein allgemeines Lebensgefühl dar, das sich auf alles erstreckt.

Hornbeam
Ähnlich ist eine pessimistische Einstellung, die sich bei *Hornbeam* nur auf eine zu erbringende Leistung erstreckt und einem Überforderungsgefühl entspringt, wogegen sie sich bei *Gorse* auf die gesamte Zukunft bezieht.

Larch
Ähnlich ist eine pessimistische Haltung. Bei *Larch* entspringt sie mangelndem Selbstvertrauen und führt oft zu Versagensfurcht und Verzicht, wogegen sie bei *Gorse* Ausdruck eines allgemeinen Lebensgefühls ist und sich auf alles erstreckt.

Mustard
Ähnlich ist die negative, depressive Stimmung, die bei *Mustard* der Ausdruck eines momentanen Lebensgefühls ist, wogegen sie bei *Gorse* viel tiefer und grundsätzlicher ist und gewissermaßen den Endzustand der *Mustard*-Depression darstellt. Meist ist eine Kombination beider Mittel sinnvoll.

Sweet Chestnut
Ähnlich ist das Gefühl der Ausweglosigkeit. Bei der Verzweiflung im *Sweet Chestnut*-Zustand sucht man eigentlich noch eine Lösung und ist verzweifelt, daß man sie nicht findet, wogegen man bei *Gorse* die Suche aufgegeben hat.

Wild Rose
Ähnlich ist das Fehlen einer Zukunftsperspektive. Bei *Wild Rose* ist dies auf ein totales Desinteresse zurückzuführen, das aber mit keiner ausgeprägt negativen Stimmung einhergeht, wogegen man bei *Gorse* tief depressiv und im Lebensnerv getroffen ist.

HEATHER
(Schottisches Heidekraut – Calluna vulgaris)

Entsprechend der Beschreibung von Dr. Bach ist dieses Mittel für jene Menschen geeignet, die immer Gesellschaft brauchen. Wenn sie allein sein müssen, werden sie unglücklich, denn sie haben ständig das starke Bedürfnis, mit irgend jemandem über ihre Angelegenheiten und Probleme zu sprechen.

Motto: Ich brauche immer Gesellschaft, um mich selbst darstellen zu können.

Allgemeine Charakteristik

Menschen, die *Heather* brauchen, sind sehr gesellig, möchten beliebt und geachtet sein und stehen gerne im Mittelpunkt.

Sie brauchen viel Zuwendung und sind sehr empfänglich für Schmeicheleien, denn sie leiden unter einem nicht eingestandenen Zweifel am eigenen Wert. Diesen bekämpfen sie durch eine ständige positive Selbstdarstellung. Sie verhalten sich stets so, daß sie beachtet, geschätzt oder gar bewundert werden und können es nicht vertragen, von irgendeiner Gemeinschaft ausgeschlossen zu sein oder allein sein zu müssen.

Unter ungünstigen Umständen veranlaßt ihr starkes Geltungsbedürfnis sie zu eitlem, angeberischem oder aufdringlichem Verhalten, und weil sie sehr empfindlich gegen jede Art von Ablehnung und Herabsetzung sind – gleichgültig, durch wen –, können sie krank werden, wenn sie blamiert, ausgelacht oder gedemütigt werden.

Heather stärkt ihr Selbstwertgefühl und führt dazu, daß sie sich selbst nicht mehr ganz so ernst nehmen und daß ihr Bedürfnis nach Lob oder Bewunderung abnimmt. Sie werden dadurch unabhängiger von anderen Menschen, fühlen sich nicht mehr so schnell abgelehnt oder abgewertet und können auch besser allein sein, ohne sich gleich ausgestoßen oder verloren zu fühlen.

Typische Einsatzmöglichkeiten

(Die folgenden Aussagen müssen nicht alle zutreffen – eine genügt, wenn sie sehr deutlich zu beobachten ist. Für die Behandlung von Kindern tauschen Sie »man« gegen »das Kind« aus.)

- Man kann **nicht allein** sein.
- Man versteht es, sich überall **beliebt** zu machen, weil man sehr **abhängig** von **Zuwendung** und **Anerkennung** ist.
- Man ist **aufdringlich** und/oder **geschwätzig**.
- Man ist sehr **geltungsbedürftig** und legt großen Wert darauf, gut beurteilt zu wenden.
- Man möchte beliebt sein und liebt **Schmeicheleien**. Dabei neigt man auch zur – offenen oder diskreten – **Angeberei**.
- Man versucht ständig, auf sich **aufmerksam** zu machen, wozu man sich auch in die Unterhaltung anderer einmischt.
- Man fühlt sich sogleich **ausgestoßen**, wenn man irgendwo nicht dabei sein darf.
- Man ist überempfindlich gegen jede **Herabsetzung, Nicht-Beachtung, Ablehnung** oder **Blamage**.
- Man ist durch Ablehnung, Einsamkeit oder Blamage **krank** geworden.

Reaktion auf eine Krankheit

- Man benützt die Krankheit, um auf sich aufmerksam oder sich wichtig zu machen.
- Man erzählt dauernd von seiner Krankheit.
- Man möchte oft gefragt werden, wie es einem geht.

Evtl. nützlich bei folgenden körperlichen Störungen

Stottern, Hautprobleme, Herzbeschwerden, Nierenkrankheiten.

Folgende Wirkung ist zu erwarten

- Man kann Alleinsein besser ertragen.
- Man wird diskreter und angenehmer im Umgang mit anderen Menschen. Man drängt sich ihnen nicht mehr auf oder gibt nicht mehr so viel an.
- Man wird selbstsicherer und unabhängiger von der Meinung, Bewunderung oder Kritik anderer.
- Man kann anderen den Vortritt lassen, ohne sich zurückgesetzt zu fühlen.
- Man kann Unfreundlichkeit oder Blamagen besser ertragen und fühlt sich auch nicht so schnell gedemütigt oder ausgestoßen.
- Krankheiten, die im Zusammenhang mit der *Heather*-Anlage aufgetreten sind, bessern sich oder verschwinden.

Mittel mit ähnlicher Symptomatik

Agrimony
Ähnlich ist die Konfliktscheu. Bei *Agrimony* kommt sie aus der Abneigung gegen alles Unangenehme, bei *Heather* aus der Furcht vor Unbeliebtheit.
Ähnlich ist ist die Geschwätzigkeit, die *bei Agrimony* den Zweck hat, von sich abzulenken, wogegen der *Heather*-Mensch damit auf sich aufmerksam zu machen versucht.

Chicory
Ähnlich ist die Aufdringlichkeit, die bei *Chicory* aus dem Wunsch, andere Menschen durch Hilfe und Fürsorge an sich zu binden, und bei *Heather* dem Bedürfnis nach Zuwendung oder Bewunderung entspringt.
Ähnlich ist das Bedürfnis nach Zuwendung. Bei *Chicory* beruht es mehr auf dem Bedürfnis nach einer tiefen Gefühlsbeziehung (man will geliebt werden), bei *Heather* vor allem auf dem Wunsch nach Aufmerksamkeit und Anerkennung (man will beliebt sein).
Ähnlich ist die Abneigung gegen Alleinsein. Bei *Chicory* ist sie Ausdruck eines Bedürfnisses nach Beziehung und Liebe, bei *Heather* entspringt sie vor allem der Freude an Geselligkeit und Kommunikation.
Ähnlich ist die Tendenz, sich schnell abgelehnt und ausgestoßen zu fühlen. Beim *Chicory*-Menschen entspringt sie der starken Abhängigkeit von liebevoller Zuwendung, wogegen sie beim *Heather*-Mensch auf einem untergründigen Selbstwertzweifel beruht.

Larch
Ähnlich sind Selbstwert-Probleme. Bei *Larch* äußern sie sich in lähmenden Minderwertigkeitsgefühlen, wogegen sie bei *Heather* nicht bewußt zugelassen und durch geltungsheischendes oder eitles Verhalten bekämpft werden.

Vervain
Ähnlich ist die Aufdringlichkeit. Der Grund hierfür ist beim *Vervain*-Menschen der unbeherrschbare Drang, etwas an anderen oder zugunsten anderer Menschen zu verbessern, wogegen der *Heather*-Mensch damit Zuwendung und Aufmerksamkeit erreichen will.

Holly
(Stechpalme – Ilex aquifolium)

Entsprechend der Beschreibung von Dr. Bach hilft dieses Mittel gegen Ärger und Verdruß. Es ist geeignet für Menschen, die manchmal – eventuell scheinbar grundlos – unter negativen Haltungen, Gefühlen oder Gedanken (wie Eifersucht, Neid, Rachsucht oder Mißtrauen) leiden.

Motto: Ich ärgere mich und kann einfach nicht freundlich sein!

Allgemeine Charakteristik

Holly ist das Basis-Mittel für alle Arten von unerfreulichem und unfreundlichem Verhalten. Ob man verstimmt und miesepetrig, gereizt und verärgert, lieblos und unfreundlich, reizbar und aggressiv, gewalttätig und wütend ist – *Holly* kann besänftigen und positiver stimmen. (Wenn die Emotion sehr stark ist, empfiehlt sich zusätzlich *Cherry Plum*.)

Wer dazu neigt, sich schnell zu ärgern oder unfreundlich zu werden, sollte zur Verbesserung seines Charakters *Holly* längere Zeit einnehmen.

Auch bei akut aggressiven Krankheiten (s. u.) hat es sich – zusätzlich zu einer evtl. erforderlichen ärztlichen Therapie – bewährt.

Typische Einsatzmöglichkeiten

(Die folgenden Aussagen müssen nicht alle zutreffen – eine genügt, wenn sie sehr deutlich zu beobachten ist. Für die Behandlung von Kindern tauschen Sie »man« gegen »das Kind« aus.)

- Man **ärgert sich** (schnell).
- Man ist **unfreundlich** und **lieblos**.
- Man ist **gereizt, wütend, aggressiv, eifersüchtig, mißtrauisch** oder **neidisch**.
- Man neigt **allgemein** zu unfreundlichem, gereiztem oder aggressivem Verhalten.
- Man leidet unter einer Krankheit, die eine **hitzige** oder **aggressive** Note hat (s. u.).
- Man ist durch Ärger oder Wut **krank** geworden.

Reaktion auf eine Krankheit

- Man ärgert sich sehr über seine Krankheit.
- Man entwickelt ein starkes Feindbild von der Krankheit, man haßt sie.

Evtl. nützlich bei folgenden körperlichen Störungen

Schmerzen, die gereizt machen, hitziges Fieber, starke allergische Reaktionen, Leber-Gallestörungen, Herzbeschwerden, Zähneknirschen, Bluthochdruck.

Folgende Wirkung ist zu erwarten

- Man wird wieder freundlicher oder besser gelaunt.
- Man wird allgemein entgegenkommender und liebenswürdiger.
- Man reagiert gelassener, oder man kann sich schneller beruhigen, wenn man sich geärgert hat.
- Man ärgert sich nicht mehr so schnell und läßt sich nicht mehr so leicht reizen.
- Krankheiten, die im Zusammenhang mit dem *Holly*-Verhalten aufgetreten sind, bessern sich oder verschwinden.

Mittel mit ähnlicher Symptomatik

Willow
Ähnlich ist die negative, verärgerte Haltung. Bei *Holly* ist diese allgemeiner als bei *Willow*, wo sie einen vorwurfsvollen Charakter hat und meist die Reaktion auf eine Enttäuschung ist.

Honeysuckle
(Geißblatt – Lonicera caprifolium)

Entsprechend der Beschreibung von Dr. Bach hilft dieses Mittel jenen Menschen, die oft wehmütig an vergangene Zeiten denken, in denen sie glücklicher waren als in der Gegenwart. Vielleicht erinnern sie sich an einen verlorenen Freund oder einen unerfüllten Wunsch – jedenfalls können sie sich nicht vorstellen, daß es jemals wieder so schön werden könnte wie früher.

Motto: Ich bin so traurig.

Allgemeine Charakteristik

Honeysuckle hilft, sich mit jenen Veränderungen der Lebenssituation auszusöhnen, die in einem Verlust bestehen; dabei kann es sich um einen lieben Menschen, ein Tier, bestimmte Lebensumstände oder einen besonderen Gegenstand handeln.

Es ist daher das Mittel gegen Trauer und Heimweh. Es macht fähig, auch in der Gegenwart wieder Freude zu finden und sich zugleich der schönen Vergangenheit mit einem guten und dankbaren Gefühl zu erinnern.

Vor allem jene Menschen, die sehr sentimental oder romantisch veranlagt sind, brauchen es immer wieder einmal.

Nach einem schweren Verlust, der einen Neubeginn erfordert, empfiehlt sich die Kombination mit *Walnut*.

Typische Einsatzmöglichkeiten

(Die folgenden Aussagen müssen nicht alle zutreffen – eine genügt, wenn sie sehr deutlich zu beobachten ist. Für die Behandlung von Kindern tauschen Sie »man« gegen »das Kind« aus.)

- Man ist **traurig**, weil es nicht mehr so ist wie früher.
- Man muß dauernd **an früher denken**, als das Leben noch schöner war.
- Man leidet unter **Heimweh**, weil man gefühlsmäßig noch dort weilt, wo es einem bisher gut ging, und weil man sich mit einer neuen Lebenssituation nicht anfreunden kann oder will.
- Man ist an der Gegenwart **wenig interessiert**, weil man mit seinem Fühlen und Denken in der Vergangenheit weilt.

Honeysuckle

- Man ist übertrieben **sentimental**.
- Man ist traurig oder krank, weil man jemanden oder etwas **verloren** hat, den oder das man geliebt hat.
- Man ist unfähig, Verlorenes **loszulassen** oder Verluste zu **akzeptieren**.
- Man kann sich immer nur **schwer** mit negativen Veränderungen im Leben **abfinden**.
- Man ist aus Trauer / Heimweh **krank** geworden.

Reaktion auf eine Krankheit

- Man trauert stark der Zeit nach, in der man noch gesund war.

Evtl. nützlich bei folgenden körperlichen Störungen

Schwindsucht, Erkrankungen der weiblichen Brust, Hoden- und Eierstocks-Carcinom.

Folgende Wirkung ist zu erwarten

- Man kann sich mit dem Verlust oder der Veränderung besser abfinden und sich mit der gegenwärtigen Situation anfreunden.
- Man leidet weniger unter Heimweh.
- Weil man fähig wird, sich wieder am »Hier und Jetzt« zu erfreuen, kann man auch zur Vergangenheit ein positiveres Verhältnis entwickeln.
- Krankheiten, die im Zusammenhang mit dem *Honeysuckle*-Verhalten oder -Zustand aufgetreten sind, bessern sich oder verschwinden.

Mittel mit ähnlicher Symptomatik

Clematis
Ähnlich ist das ungenügende Interesse an der gegenwärtigen Lebenssituation. Dabei richtet sich das Denken bei *Clematis* auf die Zukunft, von der man sich etwas Erfreuliches oder Interessantes erhofft, wogegen man bei *Honeysuckle* in der Vergangenheit weilt und sich nicht vorstellen kann, daß die Zukunft noch einmal etwas so Schönes bringen wird.

Gorse
Ähnlich ist die Hoffnungslosigkeit. Bei *Honeysuckle* ist sie themenbezogen, d.h., man kann nicht glauben, daß man das Verlorene oder etwas Ähnliches wiederbekommen könnte, bei *Gorse* erstreckt sie sich auf das ganze Leben, mit dem man innerlich abgeschlossen hat.

Mustard
Ähnlich ist eine depressive Stimmung. Bei *Mustard* besitzt sie einen allgemeinen und unverständlichen Charakter, wogegen sie bei *Honeysuckle* einen klaren Grund (Verlust) hat und sich sogleich auflösen würde, wenn man das Verlorene wiederbekäme.

Wild Rose
Ähnlich ist das mangelnde Interesse am gegenwärtigen Leben. Bei *Wild Rose* ist es ganz allgemein und hat keinen klaren Grund, wogegen es bei *Honeysuckle* die verständliche Reaktion auf einen Verlust darstellt.

HORNBEAM
(Hainbuche – Carpinus betulus)

Entsprechend der Beschreibung von Dr. Bach hilft dieses Mittel, wenn man sich seelisch und körperlich von der Last seines Lebens überfordert fühlt, obwohl man normalerweise keine Probleme damit hat, oder wenn man das Bedürfnis nach einer Stärkung hat, um seine täglichen Arbeiten und Aufgaben bewältigen zu können.

Motto: Wie soll ich das bloß schaffen?!

Allgemeine Charakteristik

Hornbeam ist ein Mittel für den modernen leistungsgestreßten Menschen. Es kann helfen, wenn man meint, eine bestimmte Aufgabe oder die tägliche Arbeit sei zu schwer und kaum zu schaffen. Dies ist, als ob man einen Berg, den man besteigen muß, nur aus der Ferne begutachtet und für zu hoch hält, statt ihn erst einmal aus der Nähe zu betrachten und den Aufstieg zu versuchen. Dabei entsteht ein Überforderungsgefühl, das einen Teil der vorhandenen Kraft sinnlos verbraucht und die Lebensfreude beeinträchtigt.

Menschen, die *Hornbeam* brauchen, erkennt man auch daran, daß sie sich immer wieder über Arbeiten beschweren oder vor Situationen drücken, mit denen sie bisher jedesmal gut zurechtgekommen sind. Manchmal fliehen sie auch in eine Krankheit, um innerlich etwas Abstand zu gewinnen.

Wenn sie *Hornbeam* nehmen, verlieren sie die negative Erwartung und werden allein dadurch schon leistungsfähiger – abgesehen davon, daß der Berg für sie sowieso nicht wirklich zu hoch ist. Dennoch empfiehlt es sich, wenn man oft *Hornbeam* braucht, die Lebenssituation zu überprüfen und die Belastungen etwas zu reduzieren (vor allem bei Kindern), denn völlig unbegründet ist das Überforderungsgefühl meist doch nicht.

Typische Einsatzmöglichkeiten

(Die folgenden Aussagen müssen nicht alle zutreffen – eine genügt, wenn sie sehr deutlich zu beobachten ist. Für die Behandlung von Kindern tauschen Sie »man« gegen »das Kind« aus.)

- Man ist schon beim bloßen Gedanken an eine bestimmte **Aufgabe** oder Situation, **die vor einem liegt**, gestreßt.

- Man neigt dazu, Aufgaben, die vor einem liegen, **als schwerer einzuschätzen,** als sie dann tatsächlich sind.
- Man empfindet das tägliche Leben allgemein als **bedrückende Last.**
- Man drückt sich vor seinen Aufgaben oder Pflichten, weil man sich **überfordert** fühlt.
- Man leidet oft unter »**Montagstief**« und »**Morgenfrust**«, weil die Arbeitswoche vor einem liegt.
- Man macht sich in Gedanken an seine Arbeit oder Aufgabe **schon im voraus** fertig.
- Man **flieht** (unbewußt) **in eine Krankheit**, um sich einer unangenehmen Aufgabe oder Situation, die vor einem liegt, zu entziehen.
- Man ist **krank** geworden, weil man sich überfordert fühlt.

Reaktion auf eine Krankheit

- Man meint, nicht genügend – seelische oder körperliche – Kraft zur Überwindung der Krankheit zu haben.
- Man fühlt sich von eventuell erforderlichen therapeutischen Maßnahmen überfordert.

Evtl. nützlich bei folgenden körperlichen Störungen

Leber-Gallestörungen, Hormonstörungen (Unterfunktion), Impotenz, Wirbelsäulenbeschwerden (schlechte Haltung).

Folgende Wirkung ist zu erwarten

- Man nimmt das Leben leichter, man entspannt sich.
- Man kann sich mehr auf seine Arbeit freuen, weil man sich ihr gewachsen fühlt.
- Man entwickelt eine positivere, leistungsfreudigere Einstellung.
- Krankheiten, die im Zusammenhang mit dem *Hornbeam*-Zustand aufgetreten sind, bessern sich oder verschwinden.

Mittel mit ähnlicher Symptomatik

Elm
Ähnlich ist das Überforderungsgefühl. Bei *Elm* tritt es plötzlich aus voller Leistungsfähigkeit auf, weil man sich übernommen hat, bei *Hornbeam* ist es schon da, bevor man mit der Arbeit begonnen hat, und entsteht vor allem aufgrund negativer Vorstellungen.

Gentian
Ähnlich ist ein Überforderungs- und Schwächegefühl. Bei *Gentian* stellt es sich erst ein, wenn ein konkretes Problem auftaucht, so daß man kampflos aufgibt, wogegen es bei *Hornbeam* bereits vorhanden ist, bevor man begonnen hat, und vor allem auf negativen Erwartungen beruht.

Larch
Ähnlich ist ein Überforderungsgefühl. Bei *Larch* beruht es auf ungenügendem Selbstvertrauen, bei *Hornbeam* auf negativen Vorstellungen.

Olive
Ähnlich ist ein Überforderungsgefühl. Bei *Olive* ist es Ausdruck einer starken Erschöpfung, bei *Hornbeam* die Folge von negativen Vorstellungen.

Wild Rose
Ähnlich ist die gebremste oder ungenügende Unternehmungslust. Bei *Wild Rose* beruht sie auf allgemeinem Desinteresse, wogegen sie bei *Hornbeam* daher kommt, daß man sich schon im voraus überfordert fühlt.

Impatiens
(Drüsentragendes Springkraut – Impatiens glandulifera)

Entsprechend der Beschreibung von Dr. Bach ist dieses Mittel für Menschen geeignet, die schnell denken und handeln, die alles so flott wie möglich erledigen und sogar, wenn sie krank sind, schnellstmöglich wieder gesund werden wollen. Weil sie Langsamkeit ablehnen und für Zeitvergeudung halten, reagieren sie auf langsamere Menschen sehr ungeduldig und versuchen, diese dauernd zu mehr Geschwindigkeit anzuspornen. Oft allerdings denken und arbeiten sie lieber im Alleingang, um ihre Angelegenheiten in ihrem eigenen Tempo erledigen zu können.

Motto: Bei mir muß alles möglichst schnell gehen!

Allgemeine Charakteristik

Impatiens ist für jene Menschen, die ihr angeborenes starkes Geschwindigkeitspotential (sie sind von Natur aus schneller als der Durchschnittsmensch) nicht mehr bändigen können. Die Folge davon sind starke Ungeduld, Hetzerei, Unruhe, Nervosität und Unrast.

Impatiens kann in diesem Falle (wenn es lange genommen wird) das schnelle Temperament so harmonisieren, daß es nicht mehr – oder jedenfalls wesentlich seltener – zu solchen »Geschwindigkeitsüberschreitungen« kommt. Natürlich kann es aber den Menschen nicht in seiner Grundstruktur ändern.

Die zweite und häufigere Einsatzmöglichkeit sind jene akuten Zustände von Unruhe, Nervosität und Ungeduld, in die jeder Mensch bei entsprechender Belastung kommen kann. Dann hat *Impatiens* eine beruhigende, entspannende Wirkung im Sinne des Wortes »Eile mit Weile«. (Falls diese ungenügend ist, sollte man zusätzlich *Vervain* oder *Rock Rose* nehmen).

Bach hat *Impatiens* in die Gruppe jener Mittel eingeordnet, die einsamen Menschen helfen können. Sie werden einsam, weil sie sich nicht auf den Rhythmus anderer Menschen einstellen (diese sind ihnen einfach zu langsam) und deshalb nicht mit ihnen zusammenarbeiten können. Dadurch geraten sie mit der Zeit in eine selbstverschuldete Isolation. *Impatiens* ermöglicht ihnen, auf das Tempo anderer besser einzugehen. Außerdem hilft es ihnen, sich dem Eigenrhythmus ihrer Arbeit anzupassen, so daß sie diese gründlicher ausführen können und nicht mehr so huschen und pfuschen müssen.

Die allgemeine Kribbeligkeit der nervös-unruhigen Menschen kann sich auch an der Haut – in Form von Juckreiz – bemerkbar machen. Hierbei hat sich *Impatiens* oft bewährt. Auch bei Schmerzen, die von Unruhe und Gereiztheit begleitet sind, kann es helfen.

Impatiens ist Bestandteil des Notfall-Mittels (*Rescue Remedy*), wo es dafür sorgt, daß der gesunde Eigenrhythmus erhalten bleibt.

Typische Einsatzmöglichkeiten

(Die folgenden Aussagen müssen nicht alle zutreffen – eine genügt, wenn sie sehr deutlich zu beobachten ist. Für die Behandlung von Kindern tauschen Sie »man« gegen »das Kind« aus.)

- Man ist sehr **ungeduldig, unruhig** oder **gehetzt**.
- Man spricht, ißt oder arbeitet **überstürzt** oder **hektisch**.
- Man ist **nervös, schusselig, hastig** oder **kribbelig**. Nichts geht einem schnell genug.
- Man wird bei Verzögerungen sogleich **gereizt und ungeduldig**.
- Weil es einem **schwerfällt, etwas in Ruhe zu tun**, ist man häufig unordentlich oder oberflächlich bei der Arbeit.
- Man neigt zu **Eile** und **Hetze** und will alles immer **sofort erledigt** haben.
- Man neigt dazu, seine Arbeiten **allein** zu machen, weil einem andere Menschen zu langsam sind.
- Man leidet unter **Kribbeligkeit** oder **Juckreiz**.
- Man ist durch Ungeduld oder Nervosität **krank** geworden.

Reaktion auf eine Krankheit

- Man unternimmt alles, um so schnell wie möglich wieder gesund zu werden.
- Man findet keine Ruhe und kann sich nicht dem inneren Heilungsrhythmus überlassen.

Evtl. nützlich bei folgenden körperlichen Störungen

Juckreiz, Schilddrüsenüberfunktion, nervöser Durchfall, Schlafstörungen, Bluthochdruck, Hyperaktivität.

Folgende Wirkung ist zu erwarten

- Man wird ruhiger und geduldiger.
- Man kann sich seiner Arbeit mit mehr Ruhe widmen.

- Man findet besser seinen eigenen Rhythmus.
- Man kann besser auf den Rhythmus anderer eingehen.
- Man bewegt sich ausgeglichener.
- Man leidet nicht mehr so sehr – oder gar nicht mehr – unter Juckreiz.
- Krankheiten, die im Zusammenhang mit dem *Impatiens*-Verhalten aufgetreten sind, bessern sich oder verschwinden.

Mittel mit ähnlicher Symptomatik

Agrimony
Ähnlich ist eine innere Unrast. Diese entsteht bei *Agrimony* daraus, daß man seine Probleme zu verdrängen versucht, sich ihnen innerlich aber doch nicht entziehen kann, wogegen sie bei *Impatiens* einer allgemeinen Ungeduld und Unruhe entspringt.

Holly
Ähnlich ist die gereizte Stimmung, die bei *Holly* allgemein auf Ärger beruht, bei *Impatiens* aber dann auftritt, wenn es nicht schnell genug geht.

Rock Rose
Ähnlich ist eine kopflose Hetzerei oder starke Unruhe. Sie ist bei *Rock Rose* Ausdruck einer Panik (man verliert den Kopf), wogegen sie beim *Impatiens*-Menschen die Folge von Ungeduld ist.

Vervain
Ähnlich ist die Ungeduld, die bei *Vervain* dadurch entsteht, daß man etwas mit großer Begeisterung sofort erledigen will, wogegen sie bei *Impatiens* Ausdruck einer erhöhten inneren Geschwindigkeit ist.

Water Violet
Ähnlich ist die Tendenz, sich von anderen Menschen abzusondern. Bei *Water Violet* ist sie Ausdruck eines einzelgängerischen Charakters, wogegen sie bei *Impatiens* die Folge innerer Getriebenheit ist, die eine Zusammenarbeit mit anderen (langsameren) Menschen unmöglich macht.

LARCH
(Lärche – Larix decidua)

Entsprechend der Beschreibung von Dr. Bach ist dieses Mittel für Menschen mit Minderwertigkeitskomplexen geeignet, die sich zu wenig zutrauen und die nicht genügend unternehmen, weil sie sich ihren Mitmenschen unterlegen fühlen und immer nur Mißerfolge und Niederlagen erwarten.
Motto: Ich bin nichts wert, und ich traue mir nichts zu.

Allgemeine Charakteristik

Larch hilft jenen Menschen, deren Selbstbewußtsein und Selbstvertrauen ungenügend entwickelt oder beschädigt sind. Sie leiden unter Minderwertigkeitsgefühlen und trauen sich zu wenig zu. Deshalb lassen sie nicht nur viele Chancen, die sich ihnen bieten, ungenützt vorübergehen, leisten unnötigen Verzicht und wagen zu wenig, sondern bewegen sich auch auf einem Lebensweg »zweiter Klasse«.

Diese Menschen sind meist schon in der Kindheit in Form von rücksichtsloser Kritik psychisch geknickt worden oder mußten in einem Milieu aufwachsen, in dem ihre Fähigkeiten und Qualitäten wenig galten. Daher haben sie den Blick für ihren eigenen Wert verloren und schätzen sich zu gering ein. *Larch* fördert bei ihnen das Bewußtsein für ihre positiven Eigenschaften und Begabungen. Es hilft ihnen, in der sozialen Ordnung die ihnen angemessene Position einzunehmen und entsprechend ihrer tatsächlichen Leistungsfähigkeit zu handeln.

Da sich Selbstbewußtsein körperlich vor allem in einer aufrechten Haltung äußert und diese wesentlich von der Wirbelsäule abhängt, kann man *Larch* auch bei jenen Wirbelsäulenveränderungen einsetzen, bei denen eine gebeugte Haltung besteht. Körperliche und psychische Haltung sind ja untrennbar miteinander verknüpft. Oft ist dann eine Kombination mit *Centaury* erforderlich.

Man kann *Larch* entweder kurzfristig verwenden, um für eine bestimmte Situation (zum Beispiel Prüfung, öffentlicher Auftritt) mehr Selbstbewußtsein zu bekommen, oder man kann es als Basismittel monatelang nehmen, um allgemein ein besseres Selbstwertgefühl zu entwickeln.

Kindern mit gestörtem Selbstwertgefühl sollte man es möglichst frühzeitig und lange genug geben, um ihnen einen guten Start ins Leben zu ermöglichen.

Typische Einsatzmöglichkeiten

(Die folgenden Aussagen müssen nicht alle zutreffen – eine genügt, wenn sie sehr deutlich zu beobachten ist. Für die Behandlung von Kindern tauschen Sie »man« gegen »das Kind« aus.)

- Man ist sehr **schüchtern** oder **zaghaft,** man hält sich oft zu **bescheiden im Hintergrund.**
- Man hat einen **Minderwertigkeitskomplex,** man fühlt sich anderen **unterlegen.**
- Man fühlt sich oft in der Gegenwart anderer Menschen **unbedeutend** oder **weniger wert.**
- Man unternimmt vieles nicht, was man eigentlich könnte, weil man sich **zu wenig zutraut.**
- Man nimmt **nicht die Position** ein, die einem aufgrund seiner Begabungen und Fähigkeiten zustehen würde.
- Man kann **sich nicht durchsetzen,** weil man andere für besser oder stärker hält.
- Man hat eine **vornübergebeugte Körperhaltung.**
- Man traut sich **nicht, laut** zu sprechen.
- Man ist **krank** geworden, weil man sich sehr minderwertig gefühlt hat oder fühlt.

Reaktion auf eine Krankheit

- Man hält sich wegen seiner Krankheit für minderwertig.
- Man meint, nicht stark oder intelligent genug zu sein, um das für die Heilung Notwendige (z. B. eine bestimmte Therapie) tun zu können.

Evtl. nützlich bei folgenden körperlichen Störungen

Wirbelsäulenstörungen (schlechte Haltung, M. Scheuermann, M. Bechterew, Osteoporose), Hormonstörungen (Unterfunktion), Akne, Hautprobleme, Impotenz.

Folgende Wirkung ist zu erwarten

- Man wird selbstbewußter.
- Man traut sich mehr zu.
- Man wagt sich an Unternehmungen heran, vor denen man früher zurückgescheut wäre.
- Man beginnt, sich bei anderen mehr Achtung zu verschaffen.

- Man akzeptiert seine Schwächen oder Fehler, ohne sie negativ zu bewerten.
- Man hält sich aufrechter.
- Krankheiten, die im Zusammenhang mit dem *Larch*-Verhalten aufgetreten sind, bessern sich oder verschwinden.

Mittel mit ähnlicher Symptomatik

Centaury
Ähnlich ist eine gewisse Bereitschaft zu unnötigem Verzicht. Bei *Centaury* beruht sie auf »vorauseilendem Gehorsam« bzw. einem ungenügend entwickelten Bewußtsein der eigenen Rechte, wogegen sie bei *Larch* Ausdruck von Unfähigkeits- und Minderwertigkeitsgefühlen ist.

Ähnlich ist eine schlechte Körperhaltung, die bei *Centaury* Unterwerfung ausdrückt, wogegen sie bei *Larch* ungenügendes Selbstbewußtsein anzeigt.

Cerato
Ähnlich ist die Unfähigkeit, spontan und direkt zu handeln. Beim *Cerato*-Menschen beruht dies auf Unselbständigkeit (man braucht eine Anleitung) und beim *Larch*-Menschen auf mangelndem Selbstvertrauen (man meint, man könne es nicht).

Elm
Ähnlich ist die Furcht vor Versagen. Bei *Elm* ist sie die Folge von plötzlicher Überlastung, bei *Larch* Ausdruck ungenügenden Selbstvertrauens.

Gentian
Ähnlich ist die Tendenz zum Aufgeben, die bei *Gentian* immer auftritt, sobald es Schwierigkeiten gibt und Ausdruck von Willensschwäche ist, wogegen sie bei *Larch* schon von vornherein besteht und die Folge eines Unfähigkeitsgefühls ist.

Gorse
Ähnlich ist eine negative bzw. pessimistische Haltung. Bei *Gorse* ist sie Ausdruck von allgemeiner Hoffnungslosigkeit, wogegen sie bei *Larch* auf einem Minderwertigkeitsgefühl beruht, das dazu führt, daß man sich zu wenig zutraut.

Heather
Ähnlich ist ein Zweifel am eigenen Wert, der bei *Heather* oft durch imponierendes Gehabe überspielt oder durch besondere Leistungen bekämpft

wird, wogegen er bei *Larch* offen zugegeben wird und dazu führt, daß man nichts unternimmt.

Hornbeam
Ähnlich ist ein Überforderungsgefühl. Bei *Hornbeam* entsteht es aus negativen Erwartungen (schließlich schafft man es aber doch immer), bei *Larch* ist es Ausdruck mangelnden Selbstvertrauens.

Mimulus
Ähnlich ist eine gewisse Schüchternheit, die bei *Mimulus* Ausdruck von allgemeiner Ängstlichkeit und bei *Larch* von mangelndem Selbstvertrauen ist.

Water Violet
Ähnlich ist eine gewisse allgemeine Zurückhaltung. Bei *Water Violet* entspringt sie dem Bedürfnis nach Unabhängigkeit, bei *Larch* dagegen der Meinung, nicht genügend darzustellen und unfähig zu sein.

MIMULUS
(Gefleckte Gauklerblume – Mimulus guttatus)

Entsprechend der Beschreibung von Dr. Bach hilft dieses Mittel jenen Menschen, die sich vor etwas fürchten (zum Beispiel vor Krankheit, Schmerz, Armut, der Dunkelheit, dem Alleinsein oder einem Unfall). Meist sprechen sie nicht darüber.

Motto: Ich fürchte mich.

Allgemeine Charakteristik

Angst entsteht aus einer negativen Erwartungshaltung und besteht darin, daß wir etwas Unangenehmes erwarten und uns dagegen sträuben, weil wir davon Leiden befürchten. Diese negative Erwartung kann entweder real begründet sein oder nur auf einer Vorstellung beruhen. Sie mobilisiert aber immer zusätzliche Energie in unserem Organismus, die uns entweder die Flucht oder eine Gegenwehr ermöglichen soll. Wird diese Energie nicht sofort in eine Aktion umgesetzt, staut sie sich in unserem Inneren und erzeugt eine innere *Enge* = die *Angst*.

Die meisten Ängste erleiden jene Menschen, die sehr empfindsam sind und viel Phantasie besitzen. Ihre Empfindsamkeit wird durch schlechte Erfahrungen schnell zur Empfindlichkeit und angsterzeugenden Verletzlichkeit, und ihre Phantasie führt meist dazu, daß sie sich alle möglichen Schrecken in besonders bunten Farben ausmalen.

Es gibt folgende Möglichkeiten, Angst abzubauen oder zu überwinden:

<u>Wir ändern die äußeren Umstände,</u> indem
- wir dafür sorgen, daß das unangenehme Ereignis nicht eintreten kann,
- wir uns durch aktive Abwehrmaßnahmen oder durch persönlichen Kraftzuwachs davor schützen, so daß es uns nicht mehr schaden kann,
- wir rechtzeitig fliehen, so daß wir davon nicht betroffen werden können.

<u>Wir ändern uns selbst,</u> indem
- wir eine Einstellung suchen, aus der heraus wir von dem Ereignis kein Leiden mehr erwarten.
- wir die Dinge vertrauensvoll auf uns zukommen lassen und aufhören, uns etwas Schlimmes vorzustellen.

Dabei kann *Mimulus* helfen, weil es die innere Haltung ändert. Es ist vor allem für die »normalen« und verständlichen Alltagsängste geeignet und sollte grundsätzlich als Basis-Mittel bei jeder Form von Furcht und Angst eingesetzt werden. Meist ist die Kombination mit weiteren Mitteln erforderlich, die noch exakter auf die jeweilige Situation (*Rock Rose* = Panik, *Aspen* = unbegründete Angst) zutreffen. Bei sehr starken Ängsten hat sich die gleichzeitige Einnahme von *Cherry Plum* bewährt. Falls *Mimulus* nicht die erwartete Wirkung hat, ist statt dessen (oder damit kombiniert) ein Versuch mit *Rock Rose* zu empfehlen.

Mimulus ist einerseits bei momentanen, auf eine bestimmte Situation bezogenen Ängsten und andererseits – als monatelang zu gebendes Konstitutions-Mittel – auch bei allgemeiner Ängstlichkeit nützlich. Diese äußert sich übrigens oft nur verschleiert, zum Beispiel in Form außergewöhnlicher Schüchternheit, Zaghaftigkeit, Nachgiebigkeit oder in Gehorsam.

Eine wichtige Einsatzmöglichkeit sind Sehstörungen und Atemstörungen, vor allem, wenn sie plötzlich auftreten. Sie werden sehr oft durch Angst ausgelöst, ohne deren Überwindung sich der organische Befund nicht nachhaltig bessern kann.

Typische Einsatzmöglichkeiten

(Die folgenden Aussagen müssen nicht alle zutreffen – eine genügt, wenn sie sehr deutlich zu beobachten ist. Für die Behandlung von Kindern tauschen Sie »man« gegen »das Kind« aus.)

- Man **fürchtet sich** vor etwas Bestimmtem (z. B. einem Menschen oder einer Situation).
- Man ist ausgesprochen **ängstlich**.
- Man ist aus Ängstlichkeit **schüchtern** und **zaghaft**.
- Man ist aus Angst **krank** geworden.

Reaktion auf eine Krankheit

- Man fürchtet sich vor der Krankheit und ihren möglichen Folgen.

Evtl. nützlich bei folgenden körperlichen Störungen

Atemstörungen (z. B. Asthma), Herzbeschwerden, Sehstörungen, Wirbelsäulenbeschwerden (vor allem Halswirbelsäule).

Folgende Wirkung ist zu erwarten

- Man verliert seine Furcht.
- Man wird allgemein mutiger.

- Krankheiten, die im Zusammenhang mit dem *Mimulus*-Verhalten oder -Zustand aufgetreten sind, bessern sich oder verschwinden.

Mittel mit ähnlicher Symptomatik

Agrimony
Ähnlich ist die Ängstlichkeit. *Agrimony*-Menschen fürchten alles, was unangenehm sein könnte. Ihre Angst ist sehr verschleiert und hat oft den Charakter von Feigheit (d.h. Furcht vor etwas an sich Ungefährlichem), sie wird auch nicht gezeigt, sondern meist durch unbeschwertes Gehabe überspielt. *Mimulus*-Menschen dagegen verbergen ihre Angst nicht so konsequent und geben auch genau an, wovor sie sich fürchten.

Aspen
Ähnlich ist die Angst. Sie ist bei *Aspen* unklar und unbegründet, wogegen man bei *Mimulus* genau weiß, wovor und weshalb man sich fürchtet.

Centaury
Ähnlich ist die Angst. Sie bezieht sich bei *Centaury* auf andere (stärkere) Menschen und bewirkt eine unterwürfige Haltung. Bei *Mimulus* ist sie dagegen allgemeiner und kann sich auf alles beziehen.

Cherry Plum
Ähnlich ist die Angst. *Cherry Plum* nimmt man, wenn man unter starkem Gefühlsdruck steht und sich davor fürchtet, verrückt zu werden oder eine Kurzschlußhandlung zu begehen, wogegen man *Mimulus* bei den üblichen Alltagsängsten verwendet.

Elm
Ähnlich ist die Angst. *Elm* nimmt man, wenn man auf einmal fürchtet, zu versagen oder zusammenzubrechen, wogegen man *Mimulus* bei den üblichen Alltagsängsten verwendet.

Larch
Ähnlich ist die Furcht. *Larch* nimmt man, wenn man sich aufgrund ungenügenden Selbstvertrauens vor Versagen oder Mißerfolg fürchtet, wogegen *Mimulus* ganz allgemein gegen jede Angst eingesetzt wird.

Pine
Ähnlich ist die Angst. Bei *Pine* fürchtet man sich speziell vor Kritik oder Strafe, wogegen *Mimulus* ganz allgemein gegen jede Angst eingesetzt wird.

Red Chestnut
Ähnlich ist die Angst. Sie besteht bei *Red Chestnut* in Sorge um andere Menschen, wogegen sie bei *Mimulus* einen allgemeineren Charakter besitzt.

Rock Rose
Ähnlich ist die Angst, die bei *Rock Rose* einen panischen Charakter hat, wogegen sie bei *Mimulus* nicht so stark ist und sich mehr auf die alltäglichen Geschehnisse bezieht.

MUSTARD
(Wilder Senf – Sinapis arvensis)

Entsprechend der Beschreibung von Dr. Bach hilft dieses Mittel jenen Menschen, die ohne verständlichen Grund von Zeit zu Zeit so schwermütig oder verzweifelt werden, daß es ist, als würde ihr Gemüt in eine schwarze Wolke gehüllt und ihre Lebensfreude ausgelöscht.
Motto: Ich kann mich nicht mehr freuen.

Allgemeine Charakteristik

Mustard ist das Mittel für jene Depressionen, die in der Medizin als »endogen« bezeichnet werden, weil sie »von innen« kommen und unverständlich erscheinen.

Depression bedeutet Niederdrückung, und wenn man sich fragt, was hier niedergedrückt wird, so sieht man, daß es die Lebensfreude und der Wunsch nach ihr ist. Depressive Menschen mußten meist schon in ihrer frühen Kindheit lernen, ihr natürliches Bedürfnis nach Freude zu unterdrücken, weil diese nicht ins Erziehungskonzept paßte oder als unmoralisch verfolgt wurde.

Oft erscheint der depressive Zustand nur verschleiert in Form von körperlichen Störungen wie Müdigkeit, Schwäche, Appetitlosigkeit, Immunschwäche. In der Medizin spricht man dann von »larvierter Depression«.

Depressive Menschen sollten jede Möglichkeit, sich zu freuen, nützen, um wieder »auf den Geschmack« zu kommen. Diese Bereitschaft und Fähigkeit zur Lebensfreude läßt sich mit *Mustard* fördern. Es kann – langzeitig genommen – eine grundsätzliche Besserung bewirken, so daß die depressiven Phasen mit der Zeit kürzer und seltener werden.

Mustard ist aber nicht nur als Basismittel, sondern auch für die momentanen, vorübergehenden kleinen Depressionen geeignet: eigentlich immer, wenn die Fähigkeit, sich zu freuen, reduziert ist. So ist es auch bei Niedergeschlagenheit, Traurigkeit, Verstimmung, trüber Laune oder Bedrücktheit nützlich.

Bei immer wieder auftauchenden depressiven Zuständen ist eine Untersuchung der Leber zu empfehlen, da Leberstörungen – auch wenn sie nur leicht sind – oft depressiv machen (»Melancholie«).

Typische Einsatzmöglichkeiten

(Die folgenden Aussagen müssen nicht alle zutreffen – eine genügt, wenn sie sehr deutlich zu beobachten ist. Für die Behandlung von Kindern tauschen Sie »man« gegen »das Kind« aus.)

- Man ist **lustlos, miesepetrig, verstimmt, schlecht gelaunt, bedrückt, grundlos traurig** oder **schwermütig**.
- Man ist immer wieder einmal sehr **niedergeschlagen** und weiß nicht, warum.
- Man kann sich **an nichts erfreuen**.
- Man leidet unter unerklärlichen **Depressionen**.
- Man ist durch Schwermut oder Depressionen **krank** geworden.

Reaktion auf eine Krankheit

- Die Krankheit macht einen sehr niedergeschlagen oder depressiv.

Evtl. nützlich bei folgenden körperlichen Störungen

Alle möglichen körperlichen Störungen (larvierte Depression), Leber-Galle-Störungen, Störungen (Unterfunktion) des Hormon- und Immunsystems.

Folgende Wirkung ist zu erwarten

- Man wird wieder fröhlicher oder heiterer.
- Man hat keine Depressionen mehr.
- Man verliert (ganz oder teilweise) seine immer wieder auftretenden schwermütigen Stimmungen.
- Krankheiten, die im Zusammenhang mit dem *Mustard*-Zustand aufgetreten sind, bessern sich oder verschwinden.

Mittel mit ähnlicher Symptomatik

Gentian
Ähnlich ist die Niedergeschlagenheit. Sie entsteht bei *Gentian* dadurch, daß etwas schiefgegangen ist (eine Art reaktive Depression, die man erklären und überwinden kann), wogegen sie sich bei *Mustard* ohne ersichtlichen Grund einstellt und sich nicht durch Vernunft bekämpfen läßt. Bei *Gentian* ist man deprimiert, bei *Mustard* depressiv.

Gorse
Ähnlich ist die pessimistische Stimmung, die sich bei *Gorse* vor allem auf die Zukunft und bei *Mustard* vor allem auf die derzeitige Situation bezieht.

Während man bei *Mustard* unterbewußt immer noch irgendwie aufbegehrt (Depression = Niederdrückung des Wunsches nach Lebensfreude), hat man sich bei *Gorse* mit dem Negativen abgefunden oder eigentlich innerlich mit dem Leben abgeschlossen.

Sweet Chestnut
Ähnlich ist das Gefühl der Ausweglosigkeit. Bei *Sweet Chestnut* ist man verzweifelt, weil man nicht mehr weiter weiß, und sucht einen Ausweg, bei *Mustard* ist man einfach sehr niedergeschlagen und sucht nicht nach einer Lösung. Im *Sweet Chestnut*-Zustand kämpft man noch und lehnt sich innerlich auf, während man im *Mustard*-Zustand ganz passiv ist.

Star of Bethlehem
Ähnlich ist die Niedergeschlagenheit. Bei *Star of Bethlehem* ist man aufgrund bestimmter Erlebnisse oder Umstände unglücklich oder untröstlich, wogegen man im *Mustard*-Zustand ganz allgemein von einer trüben Stimmung erfüllt ist.

Wild Oat
Ähnlich ist eine niedergeschlagene Stimmung. Bei *Wild Oat* beruht sie darauf, daß man keinen Sinn in seinem Leben hat (man ist sehr frustriert), wogegen sie bei *Mustard* keinen erkennbaren Grund hat.

Wild Rose
Ähnlich ist ein Mangel an Aktivität und Interesse. Bei *Wild Rose* läßt man einfach alles in einer trägen oder apathischen Seelenverfassung geschehen, wogegen man bei *Mustard* durch eine Depression in allen Aktivitäten blockiert ist.

OAK
(Eiche – Quercus robur)

Entsprechend der Beschreibung von Dr. Bach hilft dieses Mittel jenen tapferen Menschen, die sich durch keine noch so großen Schwierigkeiten unterkriegen lassen. Sie pflegen in ihrem täglichen Leben – oder auch in einer Krankheit – mit großer Ausdauer und Unnachgiebigkeit zu kämpfen, versuchen selbst in hoffnungslos erscheinenden Situationen noch alle möglichen Mittel und Wege und werden mit sich selbst unzufrieden, wenn sie wegen einer Krankheit ihre Aufgaben nicht mehr erfüllen oder anderen Menschen nicht mehr helfen können.

Motto: Ich gebe nie auf und gehe immer bis zum letzten!

Allgemeine Charakteristik

Oak ist für sehr willensstarke Menschen geeignet, die von dem, was sie sich einmal in den Kopf gesetzt haben, nicht mehr lassen können und Probleme immer als persönliche Herausforderung betrachten. Ihre Schwierigkeit besteht darin und entsteht daraus, daß sie einerseits zu verbissen an alles herangehen und andererseits selbst dann nicht aufgeben können, wenn sie überfordert sind, wenn keine Aussicht auf Erfolg besteht oder wenn das Ziel sinnlos geworden ist.

Dieses Verhalten kann schweren körperlichen und psychischen Streß, Krankheit oder unsoziales Verhalten mit sich bringen.

Oak ist ein wichtiges »Loslaß-Mittel«. Man kann es langfristig als Konstitutionsmittel nehmen oder speziell dann einsetzen, wenn es wichtig wäre, nachzugeben oder die Dinge lockerer zu nehmen.

Typische Einsatzmöglichkeiten

(Die folgenden Aussagen müssen nicht alle zutreffen – eine genügt, wenn sie sehr deutlich zu beobachten ist. Für die Behandlung von Kindern tauschen Sie »man« gegen »das Kind« aus.)

- Man ist **gestreßt** oder unzufrieden, weil man sich zu sehr in ein Ziel oder eine Arbeit **verbissen** hat.
- Man kann sich **nicht entspannen**, kann nicht **aufgeben** oder **nachgeben**.

- Man hat einen **zu starken Willen**, man ist verbissen und **unnachgiebig**.
- Man betrachtet **Probleme als Herausforderung**.
- Man ist **zu ehrgeizig** oder **pflichtbewußt**.
- Man macht **ungern Kompromisse**, und man geht meist **bis zum Letzten**.
- Man kann eine einmal begonnene Arbeit oder Aufgabe nicht mehr aufgeben.
- Man ist durch Verbissenheit und Streß **krank** geworden.

Reaktion auf eine Krankheit

- Man gibt sich größte Mühe, wieder gesund zu werden.
- Man gibt nicht auf, auch wenn die Lage hoffnungslos erscheint.
- Man betrachtet die Krankheit als Herausforderung.
- Man ist sehr frustriert, weil man durch die Krankheit bei seiner Arbeit oder seinen Aufgaben behindert wird.

Evtl. nützlich bei folgenden körperlichen Störungen

Rheuma, Zähneknirschen, Verkrampfungen, Schlafstörungen, Bluthochdruck, Leberstörungen, drohender Schlaganfall.

Folgende Wirkung ist zu erwarten

- Man entspannt sich.
- Man kann besser loslassen, man bekommt inneren Abstand.
- Man wird allgemein nachgiebiger, lockerer und angenehmer, man nimmt das Leben leichter und streßt sich nicht mehr so stark.
- Man läßt sich nicht mehr von jedem Widerstand provozieren.
- Krankheiten, die im Zusammenhang mit dem *Oak*-Verhalten aufgetreten sind, bessern sich oder verschwinden.

Mittel mit ähnlicher Symptomatik

Elm
Ähnlich ist die Gewohnheit, sich zu übernehmen. *Elm* wird dann eingesetzt, wenn man seine Leistungsgrenze erreicht hat und zusammenzubrechen droht, wogegen *Oak* für jenen Zustand geeignet ist, in dem man unbeirrt bis zum Letzten durchhält.

Rock Water
Ähnlich ist die Unnachgiebigkeit. Der *Rock Water*-Mensch ist unnachgiebig

und streng zu sich selbst, wogegen der *Oak*-Mensch ganz allgemein unnachgiebig und verbissen ist.

Vervain
Ähnlich ist ein gewisser Streßzustand. Er entsteht bei *Vervain*, weil man mit zu großem Krafteinsatz an seine Projekte herangeht, wogegen er sich bei *Oak* daraus ergibt, daß man sich immer zu sehr darin verbeißt und nicht mehr nachgeben oder loslassen kann.

Vine
Ähnlich ist die Unfähigkeit, loszulassen und nachzugeben. Bei *Vine* beruht sie auf dem Drang, etwas im eigenen Sinne zu verändern oder in Ordnung zu bringen, bei *Oak* ist sie Ausdruck von allgemeiner Sturheit und Verbissenheit.
   Ähnlich ist die Willensstärke, die sich bei *Vine* in Herrschsucht und bei *Oak* in Unnachgiebigkeit äußert.

OLIVE
(Olive – Olea europaea)

Entsprechend der Beschreibung von Dr. Bach hilft dieses Mittel jenen psychisch und physisch total erschöpften Menschen, für die das tägliche Leben nur noch eine schwere, unerfreuliche Arbeit ist, und jenen, die – vielleicht durch langes, schweres Leiden – in jeder Hinsicht so erledigt und müde sind, daß sie zu keiner Leistung mehr fähig sind.

Motto: Ich bin müde, ich bin erschöpft.

Allgemeine Charakteristik

Olive ist das Kraft-Mittel unter den Bach-Blüten. Es wird gegen psychische und physische, akute und chronische Ermüdungs- oder Erschöpfungszustände eingesetzt. Oft treten diese nach starkem Streß oder im Rahmen schwerer Krankheiten auf.

(Natürlich sollte bei chronischer Erschöpfung auch eine ärztliche Untersuchung zum Ausschluß schwerwiegender Krankheiten erfolgen.)

Typische Einsatzmöglichkeiten

(Die folgenden Aussagen müssen nicht alle zutreffen – eine genügt, wenn sie sehr deutlich zu beobachten ist. Für die Behandlung von Kindern tauschen Sie »man« gegen »das Kind« aus.)

- Man ist sehr **müde, überanstrengt** oder »**ausgepumpt**«.
- Man ist **schwächlich**, ist nie richtig stark und leistungsfähig.
- Man ist aus Erschöpfung **krank** geworden.

Reaktion auf eine Krankheit

- Man ist aufgrund seiner Krankheit total erschöpft.
- Man fühlt, daß man keine Kraft mehr hat, um weiterzukämpfen

Evtl. nützlich bei folgenden körperlichen Störungen

Herzschwäche, Leber-Galle-Störungen, Pankreasstörungen, Hormonstörungen (Unterfunktion), Immunschwäche.

Folgende Wirkung ist zu erwarten

- Man erholt sich wieder.
- Man wird psychisch stärker und widerstandsfähiger.
- Man wird allgemein leistungsfähiger, ermüdet nicht mehr so schnell.
- Krankheiten, die im Zusammenhang mit dem *Olive*-Zustand aufgetreten sind, bessern sich oder verschwinden.

Mittel mit ähnlicher Symptomatik

Hornbeam
Ähnlich ist ein Erschöpfungsgefühl. Bei *Hornbeam* beruht es vor allem auf einer negativen Vorstellung (man fühlt sich schon erschöpft, wenn man nur an eine bestimmte Aufgabe denkt), wogegen die Erschöpfung (und nicht nur das Gefühl) bei *Olive* tatsächlich – körperlich und/oder psychisch – besteht.

Gentian
Ähnlich ist die Unfähigkeit, Widerstände zu überwinden. Bei *Gentian* beruht sie auf Willensschwäche, so daß man immer zu früh aufgibt, bei *Olive* dagegen auf Erschöpfung.

Elm
Ähnlich ist das Gefühl, nicht mehr weiter zu können, das bei *Elm* plötzlich aus voller Leistungsfähigkeit auftritt, weil man sich übernommen hat, bei *Olive* dagegen auf einer tiefen, meist schon länger bestehenden Erschöpfung beruht.

Gorse
Ähnlich ist ein Gefühl von Kraftlosigkeit. Bei *Gorse* beruht es auf einem psychischen Tief (man erwartet nicht mehr viel vom Leben), wogegen man bei *Olive* tatsächlich ausgepumpt ist.

Mustard
Ähnlich ist eine starke Kraftlosigkeit. Bei *Mustard* ist sie die Folge einer Depression (larvierte Depression), bei *Olive* beruht sie auf einer physisch/psychischen Erschöpfung.

Wild Rose
Ähnlich ist die Tendenz, sich hängen zu lassen. Bei *Wild Rose* kommt sie von einer totalen Interesse- und Antriebslosigkeit, bei *Olive* von einer tiefen Erschöpfung.

Pine
(Schottische Kiefer – Pinus silvestris)

Entsprechend der Beschreibung von Dr. Bach hilft dieses Mittel jenen Menschen, die sich dauernd selbst beschuldigen, sich irgendwelche Fehler vorwerfen und – obwohl sie hart zu arbeiten pflegen – nie mit ihren Leistungen oder Erfolgen zufrieden sind. Sie meinen immer, sie hätten alles noch besser machen müssen, und fühlen sich sogar für die Fehler anderer Menschen verantwortlich.

Motto: Ich bin schlecht, ich bin schuldig.

Allgemeine Charakteristik

Pine kann unter zwei verschiedenen Aspekten eingesetzt werden:
1. zur schnellen Hilfe, wenn man momentan unter Gewissensbissen, Skrupeln oder Schuldgefühlen leidet.
2. zur grundsätzlichen Persönlichkeitsentwicklung und -sanierung,
- wenn man schnell ein schlechtes Gewissen und Schuldgefühle bekommt,
- wenn man sich selbst oft nach den üblichen Kategorien von »gut« und »böse« beurteilt oder verurteilt,
- wenn man durch eine sehr »moralische« Erziehung innerlich unfrei geworden ist.

Bach hat Pine jenen Menschen zugeordnet, die unter Mutlosigkeit und Verzweiflung leiden, denn Schuldgefühle können erhebliche Qualen bereiten. Wenn wir uns schuldig fühlen, *fürchten wir uns* vor einer Strafe, z. B. vor Kritik oder Ablehnung, Verfolgung oder Leiden, Unheil oder Krankheit. Weil diese Angst quälend ist, versuchen wir, das Schuldgefühl möglichst schnell wieder loszuwerden. Üblicherweise gelingt uns dies dadurch, daß wir für unsere vermeintliche Schuld in irgendeiner Form büßen (also unser Vergehen durch eine bestimmte Tat wieder »gutmachen«) oder daß wir uns durch »Entschuldigung« und Gehorsam denen, die uns verurteilen (Menschen, autoritären Instanzen oder »Gott«), unterwerfen und damit die Strafe abwenden.

Normalerweise meinen wir, unser Schuldgefühl zeige uns, daß wir gegen einen ewigen Wert oder göttliche Gesetze verstoßen haben. Tatsächlich aber ist es nichts anderes als die wieder lebendig gewordene

Angst vor der Strafe, die wir schon als kleine Kinder empfanden, als Eltern und Erzieher/innen uns deswegen schlecht behandelten oder bestraften, *weil wir nicht so waren oder handelten, wie sie es verlangten.*

Es ist wichtig, sich dies klarzumachen, damit man seine Schuldgefühle wirklich überwinden kann. Denn Buße, Sühne, Entschuldigung und Gehorsam sind zwar erleichternd, weil sie vor Strafe schützen, die Angst davor aber können sie nicht ausrotten. Sie lauert ständig in unserer Psyche und macht uns zu Sklaven der jeweils herrschenden Gruppen-, Gesellschafts-, Kultur- oder Religionsmoral, die immer nur das nachbeten und tun, was man ihnen von klein auf unter Strafandrohung einprogrammiert hat.

Das Wesentliche an der üblichen, von Menschen geschaffenen Moral – den *Geboten und Verboten* – sind
- die Einteilung der Welt in die Kategorien »gut« und »böse«,
- die Forderung, entsprechend diesen Kategorien zu leben,
- und die Androhung einer Strafe, falls man dies nicht tut.

Genau betrachtet ist diese Moral ein widernatürliches Zwangssystem. Denn etwas Natürliches und Erfreuliches braucht man ja weder mit dem Prädikat »gut« zu versehen, damit es genossen wird, noch unter Strafandrohung durchzusetzen: wir tun es ohnehin freiwillig und voller Freude. Mit dem *Gebot* aber erzwingt man von den Menschen etwas, das sie freiwillig nicht tun oder geben würden, und mit dem *Verbot* verwehrt man ihnen etwas, das sie gerne tun würden.

Fast jeder Mensch in unserem Kulturkreis ist mehr oder weniger unfähig, wirklich natürlich zu sein und sich ganz der Freude hinzugeben. Unsere anerzogene Moral wendet sich ja gerade hiergegen. Wir werden von klein auf daran gewöhnt, im Bereich der uns gesetzten Gebote und Verbote zu leben und uns immer, wenn uns unsere natürliche Vitalität und unser Drang nach Lebensfreude zu ihrer Übertretung treiben, selbst zu unterdrücken und zum Verzicht zu zwingen.

So sind wir zwar »anständig« und »gut« (weil wir die Strafe fürchten, die jedem droht, der nicht »gut« ist), leben zugleich aber im oft quälenden und krankmachenden Konflikt zwischen dem, was wir *eigentlich* wollten und bräuchten, und dem, was wir uns tatsächlich erlauben. Dadurch können wir weder das ganze Potential unserer Persönlichkeit entfalten noch selbstverantwortlich, d.h. aus eigener Erkenntnis, leben. (Wenn man jemandem vorschreibt, was er als »gut« oder »schlecht« zu betrachten hat, nimmt man ihm ja nicht nur die Verantwortung dafür ab, sondern macht ihn auch unfähig, selbst herauszufinden, was wirklich gut ist, und danach zu leben.)

Das Schlimmste daran ist, daß uns kaum bewußt ist, wie stark wir im Sinne der jeweiligen Gesellschaftsmoral dressiert sind, und daß wir weder wissen, welche positiven Möglichkeiten in Wirklichkeit in uns liegen, noch, was das Gute eigentlich ist.

Diese Problematik wird hier so ausführlich besprochen, weil sie so schwer zu durchschauen ist und weil wir mit *Pine* ein erstaunlich wirksames Mittel dagegen haben. Lange – Monate bis Jahre – genommen, kann es uns innerlich befreien und selbstverantwortlicher machen, so daß wir besser unserer inneren Stimme folgen können, die allein uns zu unserem persönlichen Glück führen kann.

Pine ist eines der wichtigsten Bach-Mittel für die Entwicklung einer gesunden Persönlichkeit, und es gibt kaum einen Menschen, der es nicht immer wieder brauchen würde. Es hilft, Frieden mit sich zu schließen und sich so zu akzeptieren, wie man von Natur aus ist. Es wirkt gegen Gewissensbisse und schlechtes Gewissen, unbewußte Skrupel und Zwangsmoral, Schuldgefühle und Selbstverurteilung, selbstverantwortungsloses Befehlsempfängertum und gegen das weit verbreitete Gefühl, schlecht – oder nicht gut genug – zu sein (z. B. eine schlechte Mutter, ein schlechter Vater, ein schlechtes Kind, ein schlechter Christ etc.). Unsere Schuldgefühle verschwinden dabei in dem Maße, in dem wir unser Handeln *vor uns selbst* – statt vor anderen Menschen – zu verantworten lernen und mit uns selbst im reinen sind.

Pine macht uns, indem es in unserer Psyche den Einfluß der Fremdmoral abbaut, aber nicht zu rücksichtslosen und asozialen Bestien – im Gegenteil: wir werden wahrhaftiger und menschlicher, weil wir wieder mehr nach innen – auf unser »Herz« – als auf unseren von außen her programmierten Verstand hören.

Typische Einsatzmöglichkeiten

(Die folgenden Aussagen müssen nicht alle zutreffen – eine genügt, wenn sie sehr deutlich zu beobachten ist. Für die Behandlung von Kindern tauschen Sie »man« gegen »das Kind« aus.)

- Man leidet unter einem **schlechten Gewissen** (man fürchtet, daß ein bestimmtes Verhalten negative Folgen haben könnte).
- Man fürchtet sich sehr davor, für ein bestimmtes Verhalten (von den Menschen oder vom Schicksal) **bestraft** zu werden.
- Man fürchtet, wegen seines Verhaltens **getadelt** oder bestraft zu werden.
- Man macht **sich selbst Vorwürfe,** man **verurteilt sich.**
- Man fürchtet sich sehr vor einem allwissenden und **strafenden Gott.**

- Man traut sich nicht, so zu handeln, wie man *eigentlich* möchte, weil es als **unanständig, schlecht** oder **unmoralisch** gilt.
- Man bemüht sich sehr, alles **perfekt** zu machen, weil man sich vor Kritik fürchtet.
- Man kann seine **moralischen Grundwerte** nicht in Frage stellen.
- Man fühlt sich auch für die Fehler anderer **verantwortlich** bzw. **schuldig**.
- Man benimmt sich **zwanghaft anständig** und »**moralisch**« **einwandfrei**.
- Man **verantwortet** sich mehr vor anderen als vor sich selbst.
- Man fühlt sich immer irgendwie **schuldig**, wenn es einem **besser geht als anderen**.
- Man hat Probleme mit der **Sexualität**, weil man sie unmoralisch, unanständig oder »**sündig**« findet.
- Man ist durch Schuldgefühle oder Angst vor Bestrafung **krank** geworden.

Reaktion auf eine Krankheit

- Man empfindet seine Krankheit als Strafe.
- Man macht sich Vorwürfe, weil man krank ist.

Evtl. nützlich bei folgenden körperlichen Störungen

Wirbelsäulenprobleme (schlechte Haltung), Lymphdrüsenkrankheiten, Sexualstörungen, Störungen des Hormon- und Immunsystems.

Folgende Wirkung ist zu erwarten

- Man verliert seine Gewissensbisse und entspannt sich wieder.
- Man wird innerlich freier und unabhängiger vom Urteil anderer Menschen.
- Man baut unsinnige und unnötige Skrupel ab.
- Man wird selbstverantwortlicher und fürchtet sich nicht mehr so sehr vor Kritik oder Strafe.
- Man beginnt, die fremden Wertmaßstäbe in Frage zu stellen und eventuell durch eigene zu ersetzen.
- Man baut zwanghaften Perfektionismus ab.
- Man findet mehr zu sich selbst.
- Man findet zu einer natürlicheren und damit befriedigenderen Haltung gegenüber der Sexualität.
- Krankheiten, die im Zusammenhang mit dem *Pine*-Verhalten oder -Zustand aufgetreten sind, bessern sich oder verschwinden.

Mittel mit ähnlicher Symptomatik

Cerato
Ähnlich ist die Unfähigkeit, selbstverantwortlich zu handeln. Während man sich bei *Cerato* vorher abzusichern versucht, indem man fragt, was man tun soll, macht man sich bei *Pine* hinterher Vorwürfe oder fürchtet sich vor negativen Folgen.

Crab Apple
Ähnlich ist der Perfektionismus. Während der Grund hierfür bei *Crab Apple* im Wunsch besteht, alles genau und ordentlich zu machen, ist es bei *Pine* die Furcht vor Kritik oder Ablehnung.

Ähnlich ist das Problem, sich innerlich frei auf die Sexualität einzulassen. Bei *Crab Apple* liegt der Grund dafür in Unsauberkeitsvorstellungen oder Ekel, bei *Pine* dagegen in moralischen Vorbehalten.

Oak
Ähnlich ist der zwanghafte Perfektionismus. Bei *Oak* entsteht er aus dem Bedürfnis, immer das Letzte herauszuholen, bei *Pine* aus Furcht vor Kritik und Ablehnung.

Rock Water
Ähnlich ist das genaue Einhalten von moralischen Regeln, das bei *Rock Water* einem Hang zur Selbstdisziplin und bei *Pine* der Angst vor negativen Folgen entspringt.

Ähnlich ist eine Unterdrückung der eigenen Sexualität. Bei *Rock Water* will man dadurch besser (»heiliger«) werden – wie beim Zölibat –, bei *Pine* ist man moralisch blockiert.

Red Chestnut
(Rote Kastanie – Aesculus carnea)

Entsprechend der Beschreibung von Dr. Bach hilft dieses Mittel jenen Menschen, die unter zu starkem Mitleid leiden oder die sich, ohne sich um ihr eigenes Wohlergehen zu kümmern, um andere, ihnen nahestehende Menschen viele Sorgen machen und fürchten, diesen könne etwas passieren.

Motto: Das Leiden anderer Menschen geht mir immer so nahe.

Allgemeine Charakteristik

Red Chestnut kann für zwei verschiedene Problemkreise eingesetzt werden: wenn man sich – momentan oder immer wieder –
- viele *Sorgen* um andere Menschen macht,
- zu sehr ins Leid eines anderen Menschen hineinziehen läßt, d. h., *krankmachendes Mitleid* empfindet.

Im ersten Falle – bei der Sorge – reduziert *Red Chestnut* die eigene Angst, die man auf andere in Form von Sorge projiziert. (Denn genau genommen fürchtet man sich davor, daß jemandem etwas Schlimmes zustoßen könnte und man selbst dann unter dessen Leiden zu leiden hätte.) Man wird optimistischer. Darüber hinaus fördert es das Schicksalsvertrauen, so daß man einen anderen Menschen vertrauensvoll seinem Schicksal überlassen kann, weil man weiß, daß sich darin eine vertrauenswürdige höhere oder göttliche Ordnung ausdrückt.

Im zweiten Falle – beim krankmachenden Mitleid – stärkt *Red Chestnut* die wichtige Fähigkeit, sich gegenüber fremdem Leid so weit abzugrenzen, daß man davon nicht überflutet und handlungsunfähig wird. Man wird dabei aber nicht gefühllos und unbarmherzig, sondern in einer gesunden Weise mitfühlend, so daß man den Leidenden helfen kann, statt mit ihnen gemeinsam im Leiden zu versinken. Diese Wirkung von *Red Chestnut* ist für alle Menschen wichtig, die in pflegerischen und therapeutischen Berufen arbeiten oder die einen leidenden Familienangehörigen zu versorgen haben. Denn von ihrer inneren Stabilität und positiven Einstellung hängt es ab, ob sie wirksame Hilfe leisten und Trost spenden können.

Es empfiehlt sich manchmal auch, Kindern *Red Chestnut* prophylaktisch bei der Erkrankung eines Familienmitgliedes zu geben, um zu verhindern, daß sie von dessen Leiden »angesteckt« werden.

Red Chestnut

Typische Einsatzmöglichkeiten

(Die folgenden Aussagen müssen nicht alle zutreffen – eine genügt, wenn sie sehr deutlich zu beobachten ist. Für die Behandlung von Kindern tauschen Sie »man« gegen »das Kind« aus.)

- Man macht sich sehr viele **Sorgen** um einen anderen Menschen.
- Man **leidet** sehr darunter, daß oder wenn es **jemandem schlechtgeht**.
- Man ist übertrieben **mitleidig**.
- Es fällt einem ausgesprochen schwer, einen lieben Menschen vertrauensvoll **seinem Schicksal zu überlassen**.
- Man läßt sich zu sehr **in das Leiden** anderer Menschen **hineinziehen**.
- Man ist durch Sorge oder Mitleid **krank** geworden.

Reaktion auf eine Krankheit

- Man macht sich im Zusammenhang mit seiner Krankheit mehr Sorgen um andere als um sich selbst.

Evtl. nützlich bei folgenden körperlichen Störungen

Atem- und Herzbeschwerden, Sehstörungen, Schlafstörungen, Wirbelsäulenbeschwerden (schlechte Haltung), Lymphdrüsenerkrankung.

Folgende Wirkung ist zu erwarten

- Man wird zuversichtlicher, man sorgt sich nicht mehr so sehr, und man bekommt mehr Vertrauen ins Schicksal.
- Man bekommt mehr Abstand zum Leiden anderer Menschen, so daß man die eigene positive Stimmung nicht verliert und ihnen besser helfen kann.
- Man findet zu einem natürlicheren Gleichgewicht zwischen Selbstlosigkeit (Altruismus) und Eigennutz (Egoismus).
- Krankheiten, die im Zusammenhang mit dem *Red Chestnut*-Verhalten oder -Zustand aufgetreten sind, bessern sich oder verschwinden.

Mittel mit ähnlicher Symptomatik

Aspen
Ähnlich ist eine ängstliche Vorahnung. Bei *Aspen* ist sie allgemein und nicht begründbar, wogegen sie sich bei *Red Chestnut* auf einen anderen Menschen bezieht.

Centaury
Ähnlich ist die Selbstlosigkeit, die sich bei *Centaury* darin äußert, daß man in eine übertrieben dienende Haltung geht, wogegen sie bei *Red Chestnut* darin besteht, daß man sich Sorgen um andere macht, ohne an das eigene Wohlergehen zu denken.

Chicory
Ähnlich ist, daß man sich sehr für das Wohlergehen anderer interessiert. Bei *Chicory* äußert sich dies in übertriebener (aktiver) Fürsorge und bei *Red Chestnut* in übertriebener (passiver) Sorge. Außerdem erwartet der *Chicory*-Mensch meist irgendeinen Dank, wogegen der *Red Chestnut*-Mensch ganz selbstlos ist.

Mimulus
Ähnlich ist die Angst. Bei *Mimulus* bezieht sie sich auf etwas, das einem selbst, und bei *Red Chestnut* auf etwas, das einem anderen zustoßen könnte.

Rock Rose
Ähnlich kann eine panische Angst sein, die sich bei *Rock Rose* aber mehr auf etwas bezieht, das einem selbst passieren könnte, wogegen sie bei *Red Chestnut* im Zusammenhang mit etwas steht, das einem anderen zustoßen könnte.

ROCK ROSE
(Gelbes Sonnenröschen – Helianthemum nummularium)

Entsprechend der Beschreibung von Dr. Bach ist dies das Mittel für alle Notfälle, sogar für hoffnungslos erscheinende Situationen. Bei Bewußtlosigkeit kann man damit die Lippen des Patienten befeuchten. Es hilft bei Unfällen und akuten Erkrankungen, besonders wenn man unter panischer Angst leidet oder wenn die Situation so ernst ist, daß auch die anwesenden Personen in Panik geraten. Eventuell müssen zusätzlich noch andere Mittel eingesetzt werden, zum Beispiel Clematis bei schlafähnlicher Bewußtlosigkeit oder Agrimony bei starken Schmerzen usw.

Motto: Ich bin vor Angst ganz durcheinander.

Allgemeine Charakteristik

Rock Rose hilft, in Ausnahmesituationen einen klaren Kopf und überlegene Ruhe zu bewahren. Es kann daher nicht nur bei Unfällen oder unerwarteten schrecklichen Ereignissen, auf die man mit Panik reagiert, genommen werden, sondern generell in allen Situationen, in denen man den inneren Abstand und die Übersicht verliert.

Rock Rose wurde von Bach zwar mit einer extremen Symptomatik beschrieben, doch erstreckt sich sein Wirkungsbereich auch auf alle Vorstufen dieses Zustandes. Immer, wenn man Veranlassung hat, zu sich zu sagen: »Nun aber mal mit der Ruhe!«, oder wenn man innerlich zu »rotieren« beginnt, hilft *Rock Rose*, die Geistesgegenwart und Übersicht wiederherzustellen. Auch in Prüfungen oder Streß-Situationen, in denen man auf einmal einen »leeren Kopf« bekommt und nicht mehr weiter weiß, hat es sich bewährt (es sollte, wenn man hierzu neigt, möglichst schon einige Tage vorher genommen werden).

Menschen, die in unerwarteten Situationen schnell den Kopf verlieren, sollten es als Konstitutionsmittel über lange Zeit hinweg nehmen. Es führt dazu, daß sie insgesamt gelassener und schreckfester werden.

Wenn *Mimulus* nicht genügend wirkt, lohnt sich ein Versuch mit *Rock Rose*. Es ist auch eines der Basis-Mittel bei Krebs, weil diese Diagnose oft eine (meist unbegründete) Todesangst-Panik auslöst.

Ursprünglich war *Rock Rose* Bachs *Rescue Remedy* (Notfall-Mittel), das er dann später durch Kombination mit vier weiteren Mitteln erweitert hat.

Typische Einsatzmöglichkeiten

(Die folgenden Aussagen müssen nicht alle zutreffen – eine genügt, wenn sie sehr deutlich zu beobachten ist. Für die Behandlung von Kindern tauschen Sie »man« gegen »das Kind« aus.)

- Man hat seine **innere Ruhe** und **Gelassenheit verloren**.
- Man »**rotiert**« innerlich, man ist von **Panik** erfasst.
- Man hat plötzlich einen »**leeren Kopf**« – z. B. in einer Prüfung.
- Man verhält sich »**kopflos**« und unvernünftig.
- Man weiß **vor Angst nicht aus noch ein**.
- Man **verliert** in Streß-Situationen schnell den **Überblick** oder die **Geistesgegenwart**.
- Man ist sehr **schreckhaft**.
- Man ist durch Schreck oder Panik **krank** geworden.

Reaktion auf eine Krankheit

- Man verliert die innere Gelassenheit und dreht innerlich »auf Hochtouren«.
- Man erschrickt zutiefst über die Krankheit und gerät in Panik.

Evtl. nützlich bei folgenden körperlichen Störungen

Atemstörungen (z. B. Asthma), Herzbeschwerden, Sehstörungen, Bluthochdruck.

Folgende Wirkung ist zu erwarten

- Man beruhigt sich wieder.
- Man bekommt wieder den Überblick über die Situation.
- Man erschrickt nicht mehr so schnell, man wird allgemein gelassener.
- Man verliert in Ausnahmesituationen nicht mehr so schnell die Geistesgegenwart.
- Krankheiten, die im Zusammenhang mit dem *Rock Rose*-Zustand aufgetreten sind, bessern sich oder verschwinden.

Mittel mit ähnlicher Symptomatik

Aspen
Ähnlich kann eine plötzlich auftretende Panik sein. Bei *Aspen* hat sie keinen klaren Grund, wogegen sie bei *Rock Rose* erklärlich ist (Situationen, Vorstellungen, Ereignisse).

Cherry Plum
Ähnlich ist das Gefühl, in die Enge getrieben zu sein. Bei *Cherry Plum* besteht dabei aufgrund eines unerträglichen Gefühlsdrucks die Tendenz zu einer Kurzschlußhandlung, während man bei *Rock Rose* den Überblick verloren hat und deshalb unüberlegt handelt oder total blockiert ist. Kombination beider Mittel ist oft sinnvoll.

Impatiens
Ähnlich ist eine gehetzte Stimmung. Bei *Impatiens* beruht sie auf starker Ungeduld, bei *Rock Rose* auf Panik.

Mimulus
Ähnlich ist die Angst, die bei *Rock Rose* panikartig und wesentlich stärker ist als bei *Mimulus*. Kombination beider Mittel ist oft sinnvoll.

Sweet Chestnut
Ähnlich ist ein extremer Zustand, in dem man nicht mehr weiter weiß. Bei *Sweet Chestnut* ist man verzweifelt und blockiert, wogegen man bei *Rock Rose* noch panikartig und völlig kopflos nach einem Ausweg sucht. Dieser Zustand geht oft demjenigen von *Sweet Chestnut* voraus.

Rock Water
(Wasser aus einer Heilquelle)

Entsprechend der Beschreibung von Dr. Bach ist dieses Mittel für Menschen geeignet, die eine sehr disziplinierte Lebenseinstellung haben, die sich keine Schwächen oder Ausnahmen erlauben, die hart gegen sich selbst sind und alles unternehmen, um gesund, stark und aktiv zu bleiben. Sie verbieten sich viele Freuden aus Furcht, daß darunter ihre Arbeit oder ihr Lebenswerk leiden könnte, und möchten durch ihre Einstellung und ihr Verhalten anderen Menschen ein gutes Vorbild geben.

Motto: Ich bin sehr diszipliniert und gönne mir wenig Vergnügen.

Allgemeine Charakteristik

Rock Water wird nicht aus Blüten hergestellt, sondern ist »nur« Wasser aus einer Heilquelle, das von der Sonne aufgeladen wurde. Dennoch kann man es als das »Lebens-Elixier« unter den Bach-Mitteln bezeichnen, denn es fördert die Bereitschaft, Lebensfreude zuzulassen und zu genießen.

Es ist hilft jenen Menschen, die sich selbst sehr unterdrücken, die streng zu sich sind, sich nur wenig gönnen und ihr Leben in übertriebener Selbstdisziplin und Selbstbeherrschung verbringen. Ihre Selbstkontrolle erstreckt sich meist nicht nur auf ihre Arbeit, bei der sie sich keine Nachlässigkeit erlauben, sondern auch auf ihren übrigen Lebensstil, in dem es wenig oder keinen Luxus gibt. Sie sind meist beim Essen sehr beherrscht (mit einem Hang zu einschränkenden oder einfachen Diäten), haben eine ablehnende Haltung gegenüber »nutzlosen« Vergnügungen oder neigen dazu, ihren Sexualtrieb zu unterdrücken. Oft haben sie den Wunsch, durch ihr Verhalten ihre eigene menschliche Qualität zu erhöhen und anderen als Vorbild zu dienen. Typisch ist für sie, daß sie sich ständig kontrollieren und in irgendeiner Form an sich arbeiten.

Im Grunde steckt hinter dieser bewußt-beherrschten Haltung der *Rock Water*-Menschen häufig ein tiefes Mißtrauen gegenüber ihren Gefühlen und Trieben. Sie fürchten, daß diese Unordnung in ihr Leben bringen oder sie auf einen falschen Weg führen könnten.

Rock Water kann diese harte Linie aufweichen. Es erzeugt mehr Lockerheit, Offenheit und Lebenslust. Seine Wirkung kann man mit der Verwandlung eines Schwarzweiß-Fotos in ein Farbfoto vergleichen.

Man erlaubt sich mehr Schwächen, man wird ein normalerer, fehlerhafter Mensch. Man gönnt sich mehr, setzt die Wertmaßstäbe anders und wirkt auch auf andere erfreulicher.

Typische Einsatzmöglichkeiten

(Die folgenden Aussagen müssen nicht alle zutreffen – eine genügt, wenn sie sehr deutlich zu beobachten ist. Für die Behandlung von Kindern tauschen Sie »man« gegen »das Kind« aus.)

- Man ist sehr **diszipliniert** und **streng** zu sich.
- Man **kontrolliert** oder **überwacht** sich ständig.
- Man schlägt nie über die Stränge, man erlaubt sich keinen »Ausrutscher«.
- Man gönnt sich **wenig Vergnügen** oder Luxus.
- Man wirkt sehr **beherrscht** und **spröde**. Man kann kaum richtig ausgelassen sein.
- Man **unterdrückt sich** selbst – manchmal bis zur **Selbstkasteiung**.
- Man unterdrückt oder **bremst** zu sehr seine **Gefühle** und Triebe (auch **sexuell**).
- Man hat einen Hang zu **starren Lebens-Programmen**.
- Man neigt zu **selbstauferlegtem Verzicht**, man neigt zu einer **asketischen** Haltung.
- Man will anderen Menschen ein **Vorbild** sein.
- Man ist durch Selbstunterdrückung **krank** geworden.

Reaktion auf eine Krankheit

- Man versucht, durch strenge Disziplin, Diät oder andere strikte Maßnahmen wieder gesund zu werden.
- Man erlaubt sich nichts, wovon man meint, daß es schädlich sein könne.
- Man versucht, die Krankheit als Möglichkeit zu innerem Wachstum zu nutzen.

Evtl. nützlich bei folgenden körperlichen Störungen

Rheuma, Bluthochdruck, Leber-Gallestörungen, Zähneknirschen.

Folgende Wirkung ist zu erwarten

- Man wird lockerer, natürlicher und ungezwungener.
- Man entwickelt mehr Freude am Leben.
- Man gönnt sich mehr.

- Man kann seine Gefühle und Triebe besser zulassen und ausleben.
- Man durchbricht seine eigenen Regeln.
- Krankheiten, die im Zusammenhang mit dem *Rock Water*-Verhalten aufgetreten sind, bessern sich oder verschwinden.

Mittel mit ähnlicher Symptomatik

Beech
Ähnlich ist eine ablehnende Haltung. Bei *Beech* wehrt man sich gegen etwas, das man nicht verträgt, bei *Rock Water* läßt man nichts zu, das nicht ins derzeitige Programm paßt.

Crab Apple
Ähnlich ist ist die Selbstdisziplin. Bei *Crab Apple* betrifft sie vor allem Sauberkeit und Ordnung, wogegen sie sich bei *Rock Water* auf die gesamte Lebensgestaltung bezieht und der eigenen Vervollkommnung dient.

Oak
Ähnlich ist der Zwang, den man sich antut. Beim *Oak*-Menschen beruht er auf der Unfähigkeit, etwas, was man begonnen oder sich vorgenommen hat, aufzugeben, während er beim *Rock Water*-Menschen darin besteht, daß man sich keine Schwäche oder Nachlässigkeit erlaubt, weil man in einen besseren Zustand kommen will.

Pine
Ähnlich ist die Selbstunterdrückung. Bei *Pine* beruht sie auf dem Wunsch, moralisch und »anständig« zu sein (um nicht kritisiert oder verurteilt zu werden), wogegen man bei *Rock Water* damit in einen besseren Zustand kommen will. *Pine*-Menschen orientieren sich an den Erwartungen ihrer Umgebung, wogegen *Rock Water*-Menschen sich an die eigenen Regeln halten.

Vine
Ähnlich ist die Forderung nach Ordnung und Disziplin. *Vine*-Menschen verlangen sie von anderen, *Rock Water*-Menschen von sich selbst.

SCLERANTHUS
(Einjähriger Knäuel – Scleranthus annuus)

Entsprechend der Beschreibung von Dr. Bach hilft dieses Mittel jenen Menschen, denen es schwerfällt, sich zwischen mehreren Alternativen zu entscheiden, weil ihnen einmal die eine und dann wieder die andere besser erscheint. Meist haben sie einen ruhigen Charakter und sprechen nicht gerne über ihre Probleme.

Motto: Ich kann mich nur schwer auf etwas festlegen.

Allgemeine Charakteristik

Menschen, die *Scleranthus* brauchen, können sich nicht zwischen vorhandenen Alternativen entscheiden. Auf sie trifft das Wort zu: »Wer die Wahl hat, hat die Qual.« Ihr Problem ergibt sich aus angeborener geistiger Vielseitigkeit: Angesichts der vielen Anregungen und Möglichkeiten, die sich ihnen aufgrund ihres immer interessierten Geistes bieten, fällt es ihnen schwer, sich auf nur eine Sache zu beschränken und sich für diese zu entscheiden.

Man kann *Scleranthus* auch allgemein für alle Zustände und Situationen einsetzen, in denen keine klare Linie bzw. Kontinuität herrscht: schwankende Stimmungen, Launen, Ablenkbarkeit, Konzentrationsstörungen, Inkonsequenz, innere Zerrissenheit, Sprunghaftigkeit u. ä.

Scleranthus-Menschen legen sich nicht gerne fest und haben ein Bedürfnis nach Abwechslung. Daher neigen sie mehr als andere Menschen dazu, den Beruf, die Wohnung oder auch den/die Partner/in zu wechseln.

Man kann *Scleranthus* vorübergehend nehmen, um in einer bestimmten Situation eine erforderliche Entscheidung treffen zu können, oder man kann es als Langzeitmittel einsetzen, um insgesamt klarer und entschiedener zu werden, was sich wiederum wohltuend auf die äußeren Lebensumstände niederschlägt.

Oft ist *Scleranthus* bei Krankheiten mit ständig wechselnder Symptomatik (z. B. Durchfall / Verstopfung) wirksam. Auch bei einer sogenannten Lateralitäts-Störung (Unentschiedenheit zwischen Links- und Rechtshändigkeit) kann es nützlich sein.

Typische Einsatzmöglichkeiten

(Die folgenden Aussagen müssen nicht alle zutreffen – eine genügt, wenn sie sehr deutlich zu beobachten ist. Für die Behandlung von Kindern tauschen Sie »man« gegen »das Kind« aus.)

- Man kann sich **nicht entscheiden,** man ist innerlich **zerrissen.**
- Man ist **sprunghaft** und **unkonzentriert** und deshalb evtl. auch **unordentlich.**
- Man ist sehr **launisch, unausgeglichen, unbeständig** oder **ablenkbar.**
- Man beschäftigt sich mit zu vielen Dingen **gleichzeitig** und führt nichts zu Ende.
- Man ist bei Entscheidungsprozessen zu **zögerlich.**
- Man findet **keine klare Linie** im Leben.
- Wenn man sich zwischen zwei Alternativen entscheiden soll, findet man immer so viele Gründe **dafür oder dagegen,** daß man nicht weiß, was man tun soll.
- Es fällt einem **schwer, sich** auf etwas **festzulegen,** und man braucht dauernd **Abwechslung.**
- Man ist durch innere Zerrissenheit **krank** geworden.

Reaktion auf eine Krankheit

- Man kann sich nicht für ein bestimmtes Verhalten (z. B. Therapien oder Lebensänderungen) entscheiden, weil einem einmal dies und ein andermal jenes richtiger erscheint.
- Man leidet unter bestimmten, sich ständig abwechselnden Krankheitssymptomen.

Evtl. nützlich bei folgenden körperlichen Störungen

Stottern, Wechselfieber, Schwindel, Krankheiten mit ständig wechselnden Symptomen.

Folgende Wirkung ist zu erwarten

- Man kann die erforderliche Entscheidung treffen.
- Man wird ausgeglichener.
- Man wird insgesamt geradliniger, beständiger, konsequenter und entschiedener.
- Man läßt sich nicht mehr so leicht ablenken.
- Krankheiten, die im Zusammenhang mit dem *Scleranthus*-Verhalten aufgetreten sind, bessern sich oder verschwinden.

Mittel mit ähnlicher Symptomatik

Cerato
Ähnlich ist die Unfähigkeit, entschlossen zu handeln, und eine innere Zerrissenheit. Bei *Cerato* beruhen sie auf Unselbständigkeit, so daß man eine Anleitung braucht, und bei *Scleranthus* entstehen sie aus der geistigen Vielseitigkeit, die Entscheidungen schwer macht.

Wild Oat
Ähnlich ist die Unentschiedenheit. Bei *Wild Oat* hat man kein inneres Konzept oder Ziel, an dem man sich orientieren könnte, so daß man überall erfolglos sucht, wogegen man bei *Scleranthus* zu vielseitig ist, um sich unter mehreren Alternativen für eine zu entscheiden.

Star of Bethlehem
(Doldiger Milchstern – Ornithogalum umbellatum)

Entsprechend der Beschreibung von Dr. Bach hilft dieses Mittel jenen Menschen, die sich in seelischer Not befinden: sie sind entweder wegen bestimmter Lebensumstände sehr unglücklich oder durch einen schrecklichen Vorfall (zum Beispiel eine schlechte Nachricht, den Verlust eines geliebten Menschen oder einen Unfall) schockiert und psychisch verletzt. Es ist auch hilfreich, wenn jemand längere Zeit gar nicht getröstet werden kann.

Motto: Ich bin schockiert und verletzt, unglücklich und untröstlich.

Allgemeine Charakteristik

Star of Bethlehem ist das Mittel zur Heilung von psychischen und körperlichen Wunden. Es hilft nicht nur bei alten Verletzungen, sondern kann auch die Entstehung neuer Wunden verhindern. Daher kann man es unter zwei verschiedenen Gesichtspunkten einsetzen:

- wenn ein Mensch durch ein erschütterndes Erlebnis ein psychisches Trauma erlitten hat, das ihn auch heute noch beeinträchtigt, quält oder krank macht. Folge hiervon sind häufig Verhaltensstörungen und eine Einschränkung der Selbstverwirklichung, weil er entweder von vornherein allem ausweicht, das seine Wunde schmerzhaft berühren könnte (»der wunde Punkt«), oder weil er ungewöhnliche bzw. krankhafte Charaktereigenarten entwickelt, die die schmerzhafte Stelle in seiner Psyche überdecken und abkapseln.

   Star of Bethlehem kann den seelischen Wundschmerz verringern und die Psyche aus der seit damals bestehenden Starre befreien, so daß man das Ereignis endlich vergessen oder positiv verarbeiten kann. Immer wiederkehrende spezielle Alpträume sind zum Beispiel ein Zeichen für ein psychisches Trauma. – Man sollte *Star of Bethlehem* immer in Erwägung ziehen, wenn sich ein Mensch in seinem Verhalten plötzlich negativ verändert oder wenn man einen Knick in seiner Lebenslinie beobachten kann.

- wenn ein Mensch unter Umständen leben muß, die ihn sehr belasten und unglücklich machen. *Star of Bethlehem* kann dann mehr seelische Flexibilität erzeugen, so daß er die Situation anders sehen und leichter nehmen kann. Dazu paßt das Motto: »Humor ist, wenn man trotzdem lacht!«, denn wenn wir auf die vielen unerfreulichen Ereignisse, mit denen wir im Laufe unseres Lebens konfrontiert werden, mit einem überlegenen Lachen reagieren könnten, würden sie uns nicht unglücklich machen. Besonders in häßlichen Familien- oder Berufssituationen, die normalerweise den Menschen seelisch zermürben, kann *Star of Bethlehem* eine wichtige Hilfe sein, weil es hilft, sie nicht mehr so schwerzunehmen. Dann muß man jedoch noch jene Mittel hinzufügen, die auf den aktuellen psychischen Zustand zutreffen.

Star of Bethlehem ist Bestandteil des Notfall-Mittels (Rescue Remedy) und hilft auch bei körperlichen Verletzungen (direkt aufgetragen und zusätzlich eingenommen; auch in Form der Rescue-Salbe).

Typische Einsatzmöglichkeiten

(Die folgenden Aussagen müssen nicht alle zutreffen – eine genügt, wenn sie sehr deutlich zu beobachten ist. Für die Behandlung von Kindern tauschen Sie »man« gegen »das Kind« aus.)

- Man ist **schockiert**.
- Man ist »**angeschlagen**« oder – seelisch und/oder körperlich – **verletzt**.
- Man hat ein **schreckliches Erlebnis** nicht überwunden.
- Man leidet unter den **Folgen eines Unfalls**.
- Man hat seit einem bestimmten Erlebnis einen **Knick in der Lebenslinie**. Man ist seit einem bestimmten Ereignis **nicht mehr wie früher**.
- Man ist wegen bestimmter Lebensumstände **sehr unglücklich**.
- Man ist sehr **trostbedürftig** oder **untröstlich**.
- Man leidet unter **Alpträumen**.
- Man nimmt schreckliche Ereignisse immer **zu schwer**.
- Man ist schnell **psychisch zu erschüttern**.
- Man ist durch eine psychische Erschütterung **krank** geworden.

Reaktion auf eine Krankheit

- Man ist sehr schockiert oder unglücklich.

Evtl. nützlich bei folgenden körperlichen Störungen

Schlaganfall, Krebs, Verletzungen, Narben.

Folgende Wirkung ist zu erwarten

- Man erholt sich wieder, man wird körperlich oder seelisch wieder heil.
- Man findet wieder in die normale Lebensbahn zurück.
- Man träumt nicht mehr oder nur noch selten von dem schrecklichen Ereignis.
- Man wird insgesamt stabiler gegenüber seelischen Erschütterungen.
- Man kann sich mit der unerfreulichen Situation besser abfinden.
- Krankheiten, die im Zusammenhang mit dem *Star of Bethlehem*-Zustand aufgetreten sind, bessern sich oder verschwinden.

Mittel mit ähnlicher Symptomatik

Honeysuckle
Ähnlich ist die psychische Wunde. Bei *Honeysuckle* beruht sie speziell darauf, daß man einen schweren Verlust erlitten hat, und führt dazu, daß man trauert und keine positive Beziehung zum gegenwärtigen Leben aufnehmen kann. Bei *Star of Bethlehem* ist sie die Folge eines erschütternden Erlebnisses und hat die Folge, daß man in Bezug auf die betreffende Thematik psychisch blockiert ist.

Sweet Chestnut
Ähnlich ist der psychische Ausnahmezustand. Bei *Sweet Chestnut* ist man verzweifelt und sieht keinen Ausweg, wogegen man bei *Star of Bethlehem* erschüttert und schockiert ist.

Willow
Ähnlich ist der Verlust des »Humors« durch ein verletzendes Erlebnis. Bei *Willow* ist man verbittert, bei *Star of Bethlehem* schockiert.

Sweet Chestnut
(Eßkastanie – Castanea sativa)

Entsprechend der Beschreibung von Dr. Bach hilft dieses Mittel, wenn man so verzweifelt ist, daß man meint, man könne das Leben nicht mehr ertragen, wenn man die Grenzen seiner geistigen und körperlichen Kraft erreicht hat und vor dem Zusammenbruch steht oder glaubt, daß einem jetzt nur noch Zerstörung und Vernichtung bleibt.
Motto: Ich bin verzweifelt, ich weiß nicht mehr weiter.

Allgemeine Charakteristik

Sweet Chestnut ist ein Mittel für extreme Ausnahmezustände. Es kann eingesetzt werden, wenn man nicht mehr weiterweiß, wenn man in eine absolute psychische Sackgasse geraten und verzweifelt ist.

Meist ist dieser Zustand die Folge einer inneren Unbeweglichkeit: entweder man hat sich auf einen Menschen, eine Erwartung oder einen Glauben zu sehr verlassen und sieht sich nun getäuscht, so daß man an allem, was bisher verläßlich war, zu zweifeln beginnt, oder man hatte sich von einer Handlungsweise oder einem Projekt trotz vieler warnender Hinweise nicht abhalten lassen und sich dadurch total und ausweglos verrannt.

Sweet Chestnut kann in solchen Situationen wieder ein »Licht am Ende des Tunnels« erkennen lassen und den betreffenden Menschen aus seiner blockierten Haltung befreien.

Es kann immer versucht werden, wenn eine absolute psychische Notlage besteht, am besten in Kombination mit dem Notfall-Mittel (*Rescue Remedy*).

Sein Einsatz ist aber nicht nur auf diese extreme Verzweiflung beschränkt. Auch alle ihr vorausgehenden Zustände, zum Beispiel jene – vielleicht nur kurzen – Momente des Zweifelns, in denen man die innere Orientierung verliert und keinen Ausweg sieht, sind dafür geeignet. Wenn sie öfter auftreten, sollte man *Sweet Chestnut* längere Zeit zur Basisbehandlung nehmen. Damit kann man die innere Klarheit sowie die Bereitschaft, das Schicksal (als Ausdruck der »großen Wahrheit«) zu akzeptieren, fördern. Wer nichts will und an nichts glaubt (beziehungsweise wer nur will, was er bekommt, und nur glaubt, was er weiß), kann nicht verzweifeln.

Sweet Chestnut kann auch helfen, wenn *Cherry Plum* nicht genügend hilft (am besten in Kombination).

Typische Einsatzmöglichkeiten

(Die folgenden Aussagen müssen nicht alle zutreffen – eine genügt, wenn sie sehr deutlich zu beobachten ist. Für die Behandlung von Kindern tauschen Sie »man« gegen »das Kind« aus.)

- Man ist **verzweifelt**.
- Man ist **verstört** oder **außer sich**.
- Man weiß **nicht mehr weiter**.
- Man befindet sich psychisch in einer **ausweglosen** Situation.
- Man leidet unter äußerster **Seelenqual**.
- Man gerät öfter an seine eigenen **Grenzen**.
- Man ist durch Verzweiflung **krank** geworden.

Reaktion auf eine Krankheit

- Man ist wegen der Krankheit verzweifelt.
- Man meint, man könne die Krankheitssituation nicht mehr aushalten.

Evtl. nützlich bei folgenden körperlichen Störungen

Krebs.

Folgende Wirkung ist zu erwarten

- Man beruhigt sich, man wird wieder zuversichtlich.
- Man sieht, wie es weitergehen könnte.
- Man findet auf seinen Weg zurück.
- Man findet zu einer inneren Klarheit oder Gewißheit, mit deren Hilfe man seinen – vielleicht schweren – Lebensweg besser gehen kann.
- Krankheiten, die im Zusammenhang mit dem *Sweet Chestnut*-Zustand aufgetreten sind, bessern sich oder verschwinden.

Mittel mit ähnlicher Symptomatik

Agrimony
Ähnlich ist ein Zustand innerer Qual. Während er bei *Agrimony* als Folge einer Problemverdrängung eintritt und kaum nach außen gezeigt wird, ist er bei *Sweet Chestnut* mit einen Gefühl von Ausweglosigkeit verknüpft und kann meist nicht verborgen werden.

Gentian
Ähnlich ist das Gefühl, nicht mehr weiter zu können. Während es bei *Gentian* auf Willensschwäche beruht und sich nur auf bestimmte Ziele oder Pläne bezieht, entsteht es bei *Sweet Chestnut* gerade durch zu krampfhaftes Festhalten an Vorstellungen und Wünschen und bedeutet das – sozusagen zähneknirschende – Eingeständnis der eigenen Ohnmacht. *Gentian* ist ein Alltags-Mittel, wogegen *Sweet Chestnut* bei Ausnahmezuständen hilft.

Gorse
Ähnlich ist die absolut negative Erwartungshaltung in Bezug auf die Zukunft. Während sie bei *Gorse* in einem hoffnungslosen, resignierten Loslassen besteht, ist sie bei *Sweet Chestnut* Ausdruck der – äußerst widerstrebend zugelassenen – Erkenntnis, daß das Schicksal stärker und man selbst ohnmächtig ist.

Honeysuckle
Ähnlich ist eine negative Lebenseinstellung. Bei beiden Mitteln beruht sie auf der Unfähigkeit, das loszulassen, was man nicht haben oder erreichen kann: bei *Honeysuckle* ist es etwas, das man verloren hat, bei *Sweet Chestnut* ist es etwas, das man unbedingt behalten oder erreichen wollte.

Elm
Ähnlich ist das quälende Gefühl, nicht mehr weiterzukönnen. Während es bei *Elm* durch Überforderung entsteht und wieder abklingt, sobald man sich nicht mehr so sehr belastet, hat es bei *Sweet Chestnut* eine grundsätzlichere, existenzbedrohende Bedeutung und verschwindet oft erst wieder, wenn man seine Einstellung geändert hat. Aus dem *Elm*-Zustand kann sich ein *Sweet Chestnut*-Zustand entwickeln.

Mustard
Ähnlich ist das negative Lebensgefühl. Während man sich bei *Mustard* in einer Depression (also einem Zustand) befindet und nicht mehr kämpft, leidet man bei *Sweet Chestnut* unter Verzweiflung (also einer Haltung) und hat eigentlich innerlich noch nicht wirklich losgelassen.

Rock Rose
Ähnlich ist ein Verlust der inneren Klarheit. Während er sich bei *Rock Rose* als Panik und Kopflosigkeit äußert, besteht er bei *Sweet Chestnut* in Verzweiflung und einem Gefühl der Ausweglosigkeit. Aus einem *Rock Rose*-Zustand kann sich ein *Sweet Chestnut*-Zustand entwickeln.

Star of Bethlehem
Ähnlich ist der psychische Ausnahmezustand. Bei *Star of Bethlehem* ist man erschüttert und schockiert, bei *Sweet Chestnut* ist man verzweifelt und sieht keinen Ausweg. Dieser Zustand ist extremer, hält aber meist nicht so lange an wie der *Star of Bethlehem*-Zustand.

Vervain
(Eisenkraut – Verbena officinalis)

Entsprechend der Beschreibung von Dr. Bach ist dieses Mittel für jene Menschen geeignet, die ihre Meinungen, Prinzipien und Erkenntnisse für absolut richtig halten und ständig mit großer Willensstärke und Begeisterung versuchen, auch ihre Mitmenschen dazu zu bekehren. Ihre allgemeine Einsatzfreude ist so groß, daß sie meist auch durch Krankheiten nicht gedämpft wird.

Motto: Es gibt so vieles zu verbessern – ich kann mich kaum bremsen!

Allgemeine Charakteristik

Vervain ist das Mittel für jene Menschen, die immer irgend etwas verbessern wollen: im kleinen Familien- und Freundeskreis oder im Berufs- und Gesellschaftsleben. Typisch sind dabei starkes Engagement, eine gewisse Aufdringlichkeit, das Gefühl, zu etwas berufen zu sein, und ein Hang zum Missionieren.

Vervain-Menschen überprüfen – mehr oder weniger unbewußt – ihre Umgebung oder die Welt ständig darauf, ob sie etwas von ihrem Wissen und Können zu deren Nutzen einsetzen können. Sie haben stets das Gefühl, die richtige Erkenntnis oder Fähigkeit zu besitzen, und sind vom menschenfreundlichen Drang beseelt, andere daran teilhaben zu lassen – allerdings ohne sich oder die Empfänger ihrer »Wohltaten« zu fragen, ob diese sie auch wollen.

Das können zum Beispiel jene Eltern sein, die das Leben ihres Kindes – aus ihrer Sicht – optimal planen, ohne auf dessen Neigungen Rücksicht zu nehmen, oder die Politiker, die idealistische und angeblich menschenfreundliche Projekte durchziehen, ohne sich an den tatsächlichen Wünschen ihrer Begünstigten zu orientieren. Infolgedessen werden nicht nur ihre »Opfer« zu deren vermeintlich Bestem gezwungen, sondern auch sie selbst erleiden manche Enttäuschung und Zurückweisung. An dieser unerfreulichen Situation ändert dann auch der entschuldigende oder empörte Ausruf »Ich will doch nur euer Bestes!« nichts.

Eine besondere Eigenart des *Vervain*-Menschen ist seine große Begeisterung und Einsatzfreude. Diese ist oft deutlich übertrieben und kann dadurch erhebliche Belastungen und Störungen erzeugen. Deshalb kann man *Vervain* auch als Mittel gegen Streß und bei Krankheiten, die durch ungeduldiges, drängendes Wollen entstanden sind, einsetzen.

Zur Unterscheidung gegenüber dem ähnlichen Mittel *Vine*: *Vervain*-Störungen haben eine altruistische, menschenfreundliche Note, wogegen die *Vine*-Störungen einen egozentrischen Charakter haben.

Typische Einsatzmöglichkeiten

(Die folgenden Aussagen müssen nicht alle zutreffen – eine genügt, wenn sie sehr deutlich zu beobachten ist. Für die Behandlung von Kindern tauschen Sie »man« gegen »das Kind« aus.)

- Man versucht ständig, in seiner Umgebung etwas zu **verbessern** (typischer Weltverbesserer).
- Man ist – in bester Absicht – **aufdringlich, lästig** oder **indiskret**.
- Man **muß** anderen Menschen einfach **helfen**, wenn man meint, daß sie Fehler machen.
- Man besitzt ein **missionarisch**es Sendungsbewußtsein, man neigt zu blindem Glaubenseifer.
- Man ist **intolerant**, weil man meint, die eigenen Erkenntnisse seien allgemeingültig.
- Man neigt dazu, andere zu **bevormunden**.
- Man ist sehr **idealistisch** eingestellt.
- Man ist vom eigenen Wertesystem absolut **überzeugt**.
- Man geht immer **mit ganzem Einsatz** an seine Projekte. Man kann seine **Begeisterung** und **Unternehmungslust** nicht zügeln, man kann mit seinen Kräften **nicht haushalten**.
- Man ist **gestreßt**, weil man sich zu stark engagiert.
- Man ist durch übertriebenen Krafteinsatz **krank** geworden.

Reaktion auf eine Krankheit

- Man läßt sich durch die Krankheit nicht unterkriegen und arbeitet an seinen Projekten weiter.
- Man meint ganz genau zu wissen, welche therapeutischen Maßnahmen richtig sind.

Evtl. nützlich bei folgenden körperlichen Störungen

Schilddrüsenüberfunktion, Bluthochdruck, Schlafstörungen.

Folgende Wirkung ist zu erwarten

- Man wird ruhiger und maßvoller.
- Man wird diskreter und toleranter.

- Man reagiert nicht mehr so überschießend begeistert.
- Man wird geduldiger und verständnisvoller, wenn man andere Menschen anleitet.
- Man wird toleranter und kann auch die eigene Überzeugung in Frage stellen.
- Man ist nicht mehr so gestreßt, weil man seinen Kraft-Einsatz besser kontrollieren kann.
- Krankheiten, die im Zusammenhang mit dem *Vervain*-Verhalten aufgetreten sind, bessern sich oder verschwinden.

Mittel mit ähnlicher Symptomatik

Chicory
Ähnlich ist der Drang, anderen Menschen zu helfen. Während er bei *Chicory* aus dem Wunsch, Gefühlsbeziehungen zu knüpfen und andere an sich zu binden, entsteht, beruht er bei *Vervain* auf dem menschenfreundlichen Wunsch, etwas zu verbessern.

Impatiens
Ähnlich ist ein hektisches Verhalten. Während es bei *Impatiens* auf innerer Unrast beruht, entsteht es bei *Vervain* aus übertriebener Begeisterung und Einsatzfreude.

Oak
Ähnlich ist eine drängende Unnachgiebigkeit. Während sie bei *Oak* auf Verbissenheit und Sturheit beruht, entsteht sie bei *Vervain* aus übertriebener Begeisterung und Einsatzfreude.

Vine
Ähnlich ist die Überzeugung, das richtige Wissen zu besitzen, und eine daraus resultierende Intoleranz. Bei *Vine* geht man nach dem Motto »Ordnung muß sein!« autoritär vor, bei *Vervain* will man etwas verbessern und nur das Beste derjenigen, die man beeinflußt.

Vine
(Weinrebe – Vitis vinifera)

Entsprechend der Beschreibung von Dr. Bach ist dieses Mittel für fähige, selbstsichere und erfolgsgewohnte Menschen, die so von der Richtigkeit ihres Handelns überzeugt sind, daß sie meinen, es wäre auch für ihre Mitmenschen gut, ihnen nachzueifern. Nicht einmal Krankheit hält sie vom dauernden Schulmeistern und Kommandieren ab. Dafür können sie aber in der Not eine wertvolle Hilfe sein.

Motto: Ich weiß es besser, und ich will, daß alles nach meinen Vorstellungen geschieht!

Allgemeine Charakteristik

Vine ist das Mittel für jene Menschen, die einen dominanten Charakter besitzen und in ihrem Denken eine dogmatische Note haben. Sie sind von dem, was sie gefunden oder sich ausgedacht haben, so überzeugt, daß sie sich kaum eine Alternative dazu vorstellen können. Ihr Weltbild ist logisch durchdacht und läßt keinen oder nur wenig Raum für andere Ideen und Ansichten. Daher sind sie intolerant, etwas engstirnig und geistig unbeweglich. Zusammen mit ihrem angeborenen Herrschaftsdrang kann sich daraus der diktatorische Typ ergeben, der seine Umgebung in seinem Sinn gestalten und den Ton angeben will. *Vine*-Menschen besitzen zudem einen ausgesprochen starken Willen, der sie befähigt, anderen Menschen ihre Vorstellungen und Ansprüche aufzuzwingen. Man findet sie nicht nur in gesellschaftlichen oder beruflichen Führungspositionen, sondern auch im familiären Milieu, wo sie ihre Angehörigen führen und beherrschen, zum Beispiel als »Haustyrannen« oder »Oberlehrer«, Besserwisser oder strenge Erzieher/innen.

Schon bei kleinen Kindern äußert sich diese Veranlagung: sie wollen, daß alles nach ihrem Willen geschieht und lassen sich manchmal sogar auf regelrechte Machtkämpfe mit den Eltern ein. Bei ihnen empfiehlt sich von Zeit zu Zeit eine Kur mit *Vine*.

Vine kann starre Haltungen aufweichen und Kompromißbereitschaft fördern. In bestimmten, durch Besserwisserei und Machtanspruch (zweier aufeinanderprallender *Vine*-Typen) blockierten Situationen lassen sich damit die Fronten auflösen. Manchmal ist es allerdings schwierig, es einzusetzen, weil *Vine*-Menschen sich immer im Recht glauben und lieber anderen eine Therapie empfehlen, als an sich selbst etwas zu korrigieren.

Langzeitig eingenommen kann *Vine* verhindern, daß eine starke, zur Führung anderer Menschen geeignete Veranlagung in Herrschsucht, Rechthaberei und Intoleranz umschlägt. Statt dessen wird man fähig, auch andere Meinungen und Handlungen zu tolerieren (allerdings ohne von der eigenen Überzeugung abzuweichen) und nur dann die Regie zu übernehmen, wenn man darum gebeten wird oder wenn »Not am Mann« ist.

Typische Einsatzmöglichkeiten

(Die folgenden Aussagen müssen nicht alle zutreffen – eine genügt, wenn sie sehr deutlich zu beobachten ist. Für die Behandlung von Kindern tauschen Sie »man« gegen »das Kind« aus.)

- Man versucht, anderen Menschen seinen **Willen aufzuzwingen** und sie zu **beherrschen**.
- Man **kritisiert** und **bevormundet** andere.
- Man will seinen **Kopf durchsetzen** und den **Ton angeben**.
- Man ist **rechthaberisch** und verträgt keinen Widerspruch.
- Man ist **rücksichtslos** in der Durchsetzung seiner Vorstellungen und Forderungen.
- Man ist **dogmatisch, pedantisch** und **besserwisserisch**.
- Man kann Unordnung oder **Fehler** bei anderen Menschen **nicht ertragen**.
- Man ist eine starke, aber **intolerante** und **herrschsüchtige Persönlichkeit**.
- Man kann es nur schwer ertragen, daß andere Menschen eine **eigene** Meinung oder Lebensweise haben.
- Man ist **krank** geworden, weil man sich nicht durchsetzen konnte.

Reaktion auf eine Krankheit

- Man behält trotz der Krankheit seine Führungsrolle und setzt seinen Willen durch.

Evtl. nützlich bei folgenden körperlichen Störungen

Leber-Gallestörungen, Bluthochdruck, Zähneknirschen.

Folgende Wirkung ist zu erwarten

- Man wird geistig offener, toleranter und entgegenkommender.
- Man gibt nach und sieht eventuell sogar seinen Fehler ein.

- Man gesteht anderen mehr Selbständigkeit zu.
- Man kann die Meinung und Ansprüche anderer besser akzeptieren.
- Man fügt sich besser in die Gemeinschaft ein, statt sie immer beherrschen zu wollen.
- Man nimmt mehr Rücksicht auf die Wünsche anderer.
- Krankheiten, die im Zusammenhang mit dem *Vine*-Verhalten aufgetreten sind, bessern sich oder verschwinden.

Mittel mit ähnlicher Symptomatik

Beech
Ähnlich ist die Kritiksucht und Intoleranz. Während man bei *Beech* aber nicht versucht, auf andere einzuwirken, sondern sich nur gegen etwas wehrt, das man nicht mag oder verträgt, will man bei *Vine* die Menschen oder die Umwelt entsprechend den eigenen Vorstellungen ändern – notfalls mit Gewalt.

Chicory
Ähnlich ist der Drang, auf andere Menschen einzuwirken bzw. in ihr Leben einzugreifen. Die Motivation des *Chicory*-Menschen ist Fürsorge, mit der er eine Gefühlsbeziehung (bzw. Abhängigkeit) herstellen will, die des *Vine*-Menschen dagegen die Überzeugung, es besser zu wissen, und das Bedürfnis, dementsprechend Ordnung zu schaffen.

Oak
Ähnlich ist der unbeugsame Wille. Bei *Oak* entstehen daraus Verbissenheit und Perfektionismus, bei *Vine* Unnachgiebigkeit und Herrschsucht.

Vervain
Ähnlich ist die Überzeugung, genau zu wissen, was gut oder richtig ist, und die Gewohnheit, entsprechend intolerant in das Leben anderer einzugreifen. Während aber bei *Vervain*-Menschen eine idealistische und menschenfreundliche Motivation vorherrscht – man will anderen uneigennützig zu etwas Besserem verhelfen –, wollen *Vine*-Menschen vor allem ihre Vorstellungen und ihr eigenes Weltbild durchsetzen, wobei sie sich wenig um das persönliche Wohl anderer Menschen kümmern. *Vervain*-Menschen wollen missionieren und therapieren, *Vine*-Menschen wollen führen und beherrschen.

WALNUT
(Walnuß – Juglans regia)

Entsprechend der Beschreibung von Dr. Bach hilft dieses Mittel jenen Menschen, die sich zu leicht beeinflussen und von ihrem Weg, ihren Idealen oder Zielen abbringen lassen. Es ermöglicht es ihnen, Fremdeinflüsse abzuwehren und sich selbst treu zu bleiben.

Motto: Ich bin sehr beeinflußbar.

Allgemeine Charakteristik

Walnut tut jenen Menschen gut, die sich allgemein zu leicht beeinflussen lassen oder die in einer persönlichen Krise mehr Stabilität benötigen. Es ist nützlich, wenn es einem schwer fällt, sich gegen den Einfluß aus dem sozialen Umfeld selbst treu zu bleiben, oder wenn die Gefahr besteht, daß man zu etwas verleitet werden könnte, das man eigentlich gar nicht will.

In persönlichen Umbruchsphasen und bei einem – wie auch immer gearteten – Neubeginn ist es wichtig, der eigenen inneren Stimme zu folgen. *Walnut* hilft in der Zeit nach einer Krise oder Katastrophe, einem Verlust oder einem einschneidenden Ereignis, eine neue Richtung einzuschlagen.

Da es gegen negative äußere Einflüsse jeder Art schützen kann, stabilisiert *Walnut* nicht nur gegen krankmachende Faktoren (z. B. Infektionen), sondern ist auch vor allem eine wichtige Unterstützung für die Entwicklung der eigenen Persönlichkeit. Diese ist ja nur möglich, wenn man nicht von außen gestört und manipuliert wird. Deswegen sollte man es auch Kindern mit problematischen oder lieblosen Eltern geben, um sie gegen deren schlechten Einfluß zu schützen.

Schwangere Frauen können es nehmen, um einerseits dem sich in ihnen entwickelnden Kind gute Entwicklungschancen und Schutz gegen schädliche Einflüsse zu geben, und weil andererseits die Schwangerschaft für sie eine wichtige Lebensänderung darstellt.

Weiterhin kann man mit *Walnut* jene psychischen Entwicklungsprozesse, die bei Veränderungen der äußeren Lebensumstände (zum Beispiel Eintritt in die Schule oder ins Berufsleben) erforderlich sind, fördern. Auch in den körperlichen Umstellungsphasen ist es nützlich und kann eventuelle Beschwerden lindern.

Walnut sollte immer genommen werden, wenn man mit *Agrimony* (s. dort) daran arbeitet, die »Maske« oder bestimmte Schutzhaltungen abzulegen. Es hilft dann, die wirkliche Persönlichkeit zu entwickeln, während die künstliche abgebaut wird.

Typische Einsatzmöglichkeiten

(Die folgenden Aussagen müssen nicht alle zutreffen – eine genügt, wenn sie sehr deutlich zu beobachten ist. Für die Behandlung von Kindern tauschen Sie »man« gegen »das Kind« aus.)

- Man ist zu **beeinflußbar** und **gutgläubig**.
- Man kann sich schlecht **gegen negative Einflüsse** wehren, man läßt sich leicht **verführen**.
- Es fällt einem schwer, **sich selbst treu** zu bleiben.
- Man befindet sich in einer **psychischen Umbruchsphase** (z. B. Aufnahme des Kindes in den Kindergarten oder Schulwechsel, Pubertät oder »midlife crisis«, Berufswechsel oder Partnerwechsel) und braucht **innere Stabilität** für den Neubeginn.
- Man hat **schlechte Gewohnheiten**, die man nicht loswerden kann.
- Man kann seine **Persönlichkeit nicht** richtig **entwickeln**, weil man zu offen für Fremdeinflüsse ist.
- Man befindet sich in einer **körperlichen Umstellung** (Zahnen, Pubertät, Schwangerschaft, Klimakterium, Sterben).
- Man ist im Rahmen einer körperlichen oder psychischen Umbruchsphase **krank** geworden.

Reaktion auf eine Krankheit

- Man wird durch die Krankheit von seinem eigenen Weg abgebracht oder aus dem Gleis geworfen.
- Man wird durch die Krankheit zu beeinflußbar.

Evtl. nützlich bei folgenden körperlichen Störungen

Allgemeine Krankheitsanfälligkeit, klimakterische Beschwerden, Zahnungsbeschwerden, Allergie.

Folgende Wirkung ist zu erwarten

- Man wird stabiler gegen negative Einflüsse.
- Man findet einen guten Neuanfang.
- Man kann sich besser auf eine neue Lebensphase einstellen oder in neuen Lebenssituationen zurechtfinden.
- Man wird eigenständiger, man wird mehr »man selbst«.

- Man läßt sich nicht mehr so leicht beeinflussen, verführen oder anlügen.
- Man läßt sich von seinem eigenen Weg nicht mehr so stark durch fremde Einflüsse abbringen.
- Man entwickelt seine persönlichen Anlagen besser.
- Man durchläuft die biologischen Umstellungsphasen besser.
- Krankheiten, die im Zusammenhang mit dem *Walnut*-Verhalten aufgetreten sind, bessern sich oder verschwinden.

Mittel mit ähnlicher Symptomatik

Centaury
Ähnlich ist die Unfähigkeit, sich gegen Übergriffe aus der Umwelt abzugrenzen. Bei *Centaury* beruht sie auf übertriebenem Gehorsam und Anpassungsbereitschaft (aufgrund mangelnder Selbstbehauptungskraft), wogegen sie bei *Walnut* Ausdruck einer zu großen Offenheit und Beeinflußbarkeit ist.

Cerato
Ähnlich ist die Beeinflußbarkeit. Während sie bei *Cerato* darin besteht, daß man sich beraten und anleiten läßt, weil man sich selbst nicht traut, äußert sie sich bei *Walnut* in übertriebener Gutgläubigkeit und allgemeiner Offenheit.

Pine
Ähnlich ist die Tendenz, sich manipulieren und führen zu lassen: bei *Pine*, weil man sich vor Bestrafung fürchtet (darauf beruht die Macht moralischer Dogmen), bei *Walnut*, weil man gegenüber allen und allem zu offen und kritiklos ist.

Red Chestnut
Ähnlich ist die Unfähigkeit, sich genügend abzugrenzen. Bei *Red Chestnut* bezieht sich dies auf das Leid anderer Menschen, so daß man mitleidend hineingezogen wird, während man bei *Walnut* zu offen gegen alle Arten von fremden Einflüssen ist und sich leicht vom eigenen Weg abbringen läßt.

Water Violet
(Sumpfwasserfeder – Hottonia palustris)

Entsprechend der Beschreibung von Dr. Bach ist dieses Mittel für jene Menschen geeignet, die gerne allein sind (auch in einer evtl. Krankheit). Sie sind ruhig veranlagt und reden wenig. Von Natur aus unabhängig, fähig, begabt und selbstsicher, achten sie wenig auf die Meinung anderer Menschen, halten immer Abstand, gehen ihre eigenen Wege und belästigen niemanden. Ihre ruhige Art und ihr innerer Friede sind eine Wohltat für ihre Umgebung.

Motto: Ich brauche niemanden und mag es nicht, wenn man mir zu nahe tritt.

Allgemeine Charakteristik

Water Violet ist das Mittel für Individualisten, die sehr selbständig und freiheitsliebend sind. Diese Veranlagung kann unter ungünstigen Umständen zu einem übertriebenen Freiheitsbedürfnis oder asozialem Außenseitertum, zu Menschenscheu oder Kontaktproblemen führen (s. Abb. 5).

Bach hat *Water Violet* jenen Menschen zugeordnet, die einsam sind, wobei man erklärend hinzufügen muß, daß sie ihre Einsamkeit durch übertriebene Einzelgängerei selbst herbeiführen, und dann, weil es ihnen so schwer fällt, sich jemandem anzuvertrauen oder auf jemanden zuzugehen, nicht wieder aus ihr herauskommen. Im Extremfall kann sich das Bedürfnis nach Unabhängigkeit und Distanz zur Platzangst bei Menschenansammlungen oder sogar zum Verfolgungswahn steigern.

Nicht selten wirken *Water Violet*-Menschen überheblich und arrogant. Diese Ausstrahlung kann entweder auf einem Überlegenheitsgefühl beruhen, das ihrer inneren Unabhängigkeit entspringt, es kann aber auch die Folge ihrer Kontaktunfähigkeit sein.

Water Violet wirkt der mangelnden Bereitschaft, auf andere Menschen zuzugehen, entgegen. Auch asoziales Verhalten wie Unfähigkeit zur Einordnung, Stolz und Arroganz, Unnahbarkeit oder krankhaftes Widerspruchs- und Freiheitsbedürfnis fallen in seinen Wirkungsbereich. Dabei ist aber zu bedenken, daß jemand nicht schon deshalb behandlungsbedürftig ist, weil er unabhängig, freiheitsbedürftig und in seinen Kontakten wählerisch ist.

Typische Einsatzmöglichkeiten

(Die folgenden Aussagen müssen nicht alle zutreffen – eine genügt, wenn sie sehr deutlich zu beobachten ist. Für die Behandlung von Kindern tauschen Sie »man« gegen »das Kind« aus.)

- Man ist **menschenscheu**, man hat **Kontaktprobleme**.
- Man **zieht sich** auf einmal **zurück**, man wird sehr **einzelgängerisch**.
- Man **läßt sich nicht** einmal **helfen**, wenn man in Not ist.
- Man ist **wortkarg** und **verschlossen**, man teilt sich nicht gerne mit.
- Man fügt sich nicht in die Gemeinschaft ein, man ist in die **soziale Isolation** geraten, oder man verhält sich **asozial**.
- Man ist sehr **eigensinnig**.
- Man ist sehr **freiheitsbedürftig** und leidet unter **Bindungsangst**.
- Man gibt sich **reserviert**, man macht einen unnahbaren, überheblichen oder **arroganten Eindruck**.
- Man fühlt sich von anderen Menschen **bedrängt** oder **belästigt**.
- Man fühlt sich in **engen Räumen** oder unter **vielen Menschen** unwohl.
- Man ist durch den Verlust seiner Unabhängigkeit und Freiheit **krank** geworden.

Reaktion auf eine Krankheit

- Man versucht, allein mit der Krankheit zurechtzukommen, man will sich nicht helfen lassen.
- Man erträgt die Krankheit ohne Klagen und für sich allein.
- Man will nicht gefragt werden, wie es geht.

Evtl. nützlich bei folgenden körperlichen Störungen

Leber-Gallestörungen, Autismus.

Folgende Wirkung ist zu erwarten

- Man findet wieder aus der Isolation heraus.
- Man sondert sich nicht mehr so stark ab, man wird geselliger.
- Man wird insgesamt kontaktfreudiger und bindungsfähiger.
- Man kann besser auf andere Menschen zugehen.
- Man wird aufgeschlossener, gesprächiger und umgänglicher.
- Krankheiten, die im Zusammenhang mit dem *Water Violet*-Verhalten aufgetreten sind, bessern sich oder verschwinden.

Mittel mit ähnlicher Symptomatik

Impatiens
Ähnlich ist die mangelnde Bereitschaft, mit anderen Menschen im Team zusammenzuarbeiten. Bei *Impatiens* liegt es daran, daß man sie zu langsam findet, wogegen man sich bei *Water Violet* nicht gerne nach anderen richtet und wenig Kontakt braucht.

Mustard
Ähnlich ist die Tendenz, sich zurückzuziehen. Bei *Mustard* ist sie die Folge einer Depression, bei *Water Violet* der Ausdruck von Einzelgängerei oder Kontaktunfähigkeit.

Rock Water
Ähnlich ist die Tendenz, sich gegen »normale« Menschen abzugrenzen. Bei *Rock Water* gönnt man sich nicht die üblichen oberflächlichen oder vermeintlich schädlichen Vergnügungen, bei *Water Violet* geht man seine eigenen Wege und lehnt ab, was anderen gefällt.

Vine
Ähnlich ist die Unabhängigkeit von der Meinung anderer. Bei *Vine* beruht sie drauf, daß man alles besser zu wissen glaubt, bei *Water Violet* entsteht sie dadurch, daß man von Natur aus anders denkt und die Welt anders sieht als »normale« Menschen.

White Chestnut
(Roßkastanie – Aesculus hippocastanum)

Entsprechend der Beschreibung von Dr. Bach hilft dieses Mittel, wenn sich unerwünschte oder unangenehme Gedanken, Ideen und Argumente ständig in den Vordergrund drängen, wodurch das bewußte Denken blockiert, der innere Friede zerstört und die Konzentration auf die Arbeit oder etwas Erfreuliches unmöglich wird. Dies kommt meist davon, daß man sich seiner augenblicklichen Situation nicht aufmerksam genug zuwenden kann.

Motto: Ich kann geistig nicht abschalten.

Allgemeine Charakteristik

White Chestnut wird benötigt, wenn man sich von bestimmten Gedanken und Vorstellungen nicht lösen kann. Meist handelt es sich dabei um Sorgen, Befürchtungen oder Erinnerungen an unangenehme Erlebnisse. (Dann empfiehlt es sich, noch jene Mittel hinzuzufügen, die sich auf das zugrundeliegende Problem beziehen.) *White Chestnut* hilft, abzuschalten und gezielter, konzentrierter und bewußter zu denken.

Oft wirkt es gut bei Schlafstörungen, die durch geistige Überaktivität entstehen. Typisch dabei ist, daß man nicht einschlafen kann, weil man ein Problem im Geiste hin- und herwälzt, oder daß man gegen 4 Uhr morgens erwacht und sogleich dort weiterdenkt, wo man abends aufgehört hat.

Ebenfalls hat es sich bei Kopfschmerzen infolge von angestrengtem Denken bewährt (je 1 Tropfen direkt auf die Stirn oberhalb der Augenbrauen und 2 Tropfen auf die Zunge).

Typische Einsatzmöglichkeiten

(Die folgenden Aussagen müssen nicht alle zutreffen – eine genügt, wenn sie sehr deutlich zu beobachten ist. Für die Behandlung von Kindern tauschen Sie »man« gegen »das Kind« aus.)

- Man kann bestimmte unangenehme Vorstellungen, Erwartungen oder Gedanken **nicht** mehr **loswerden.**
- Man ist **geistig überaktiv, überwach** oder **überdreht.**
- Man kann sich **nicht** konzentrieren oder geistig **abschalten,** weil sich bestimmte Gedanken immer wieder in den Vordergrund drängen.

- Man **erwacht** nachts, weil einem etwas nicht aus dem Kopf geht.
- Man ist dadurch **krank** geworden, daß man bestimmte negative Gedanken nicht abschalten konnte.

Reaktion auf eine Krankheit

- Die Gedanken kreisen ständig um die Krankheit.

Evtl. nützlich bei folgenden körperlichen Störungen

Konzentrationsstörungen, Schlafstörungen, Kopfschmerzen.

Folgende Wirkung ist zu erwarten

- Man wird ruhiger, man entspannt sich, man kann klarer denken.
- Man bekommt mehr Abstand zu seinem Problem.
- Man verliert seine quälenden Gedanken.
- Man schläft besser.
- Krankheiten, die im Zusammenhang mit dem *White Chestnut*-Zustand aufgetreten sind, bessern sich oder verschwinden.

Mittel mit ähnlicher Symptomatik

Cherry Plum
Ähnlich ist die Unfähigkeit, abzuschalten. Sie bezieht sich bei *Cherry Plum* auf starke Gefühle und bei *White Chestnut* auf bestimmte Gedanken.

WILD OAT
(Waldtrespe – Bromus ramosus)

Entsprechend der Beschreibung von Dr. Bach hilft dieses Mittel jenen Menschen, die von ihrem Leben etwas erwarten. Sie wollen zum Beispiel etwas Bedeutendes leisten, umfangreiche Erfahrungen sammeln oder möglichst viel genießen. Ihr Problem besteht darin, daß sie trotz großem Ehrgeiz ihre Berufung nicht kennen oder einfach nicht wissen, was sie tun sollen. Weil es deshalb nicht vorwärts geht, sind sie oft unzufrieden und frustriert.

Motto: Ich weiß überhaupt nicht, was ich tun soll. Das deprimiert mich.

Allgemeine Charakteristik

Wild Oat hilft jenen Menschen, die nicht wissen, was sie tun sollen, wie sie ihr Leben gestalten, welchen Weg sie einschlagen, welchen Beruf sie ergreifen sollen, wofür sie überhaupt auf der Welt sind. Es hilft, einen Sinn im Leben zu finden, und stellt die Beziehung zur »inneren Stimme« oder zum Unterbewußten wieder her, das genau weiß, was man braucht und welche Berufung man hat. Ging man vorher wie in einem dichten Nebel und tappte suchend mal hier und mal dort hin, so hebt sich, wenn man Wild Oat lange genug – Wochen bis Monate – nimmt, langsam der Vorhang der Unklarheit, und der Weg, auf dem es weitergeht, wird deutlich. Dabei verschwindet auch die Frustration oder Niedergeschlagenheit, die sich als Folge der Sinnlosigkeit einzustellen pflegt. Deshalb gehört Wild Oat zu jenen Mitteln, die gegen Depressionen helfen können.

Typisch an der Bach-Blüten-Therapie ist, daß solch positive Entwicklungen so natürlich und organisch stattfinden, daß man sie oft gar nicht mit ihr in Verbindung bringt.

Wild Oat fördert auch die Fähigkeit, sinnvoll und überlegt zu handeln – nicht nur in bezug auf den großen Lebensplan, sondern auch auf alle anderen möglichen alltäglichen Handlungen und Umstände.

Typische Einsatzmöglichkeiten

(Die folgenden Aussagen müssen nicht alle zutreffen – eine genügt, wenn sie sehr deutlich zu beobachten ist. Für die Behandlung von Kindern tauschen Sie »man« gegen »das Kind« aus.)

- Man »hängt in der Luft« und weiß nicht, **wie es weitergehen soll**.
- Man weiß nicht, **was man will** oder welchen Weg man einschlagen soll.
- Man tut sich **schwer** damit, **gezielt und sinnvoll** zu handeln.
- Man kann bei einer Arbeit oder einem Projekt **nicht den roten Faden** finden.
- Man ist **frustriert** oder **deprimiert**, weil man nichts hat, das einen motiviert und das dem Leben einen Sinn gibt.
- Man hat **keinen Zugang** zu seiner **inneren Stimme**.
- Man ist **krank** geworden, weil man keinen Sinn im Leben findet.

Reaktion auf eine Krankheit

- Man weiß nicht, wie man mit seiner Krankheit umgehen und wie man auf sie reagieren soll.
- Man kann in seiner Krankheit keinerlei Sinn entdecken.

Evtl. nützlich bei folgenden körperlichen Störungen

Alle möglichen Störungen, die die Folge von längerer Deprimiertheit sind.

Folgende Wirkung ist zu erwarten

- Man sieht klarer und weiß, was man eigentlich tun möchte.
- Man findet etwas, das Freude macht und wofür man leben möchte.
- Das Leben bekommt einen Sinn, man findet seine Berufung.
- Man kann sich zielgerichteter verhalten.
- Man kann wieder ein Konzept oder einen Plan (z. B. für seine Arbeit oder sein Leben) entwerfen.
- Man wird zufriedener, weil man ein Ziel gefunden hat.
- Krankheiten, die im Zusammenhang mit dem *Wild Oat*-Zustand aufgetreten sind, bessern sich oder verschwinden.

Mittel mit ähnlicher Symptomatik

Cerato
Ähnlich ist, daß man nicht weiß, wie man handeln soll. Diese Unklarheit beruht bei *Cerato* darauf, daß man unselbständig ist und keinen Fehler machen möchte, wogegen man bei *Wild Oat* kein Ziel und kein Konzept hat.

Gentian
Ähnlich ist die Deprimiertheit. Sie entsteht bei *Gentian* daraus, daß man bei Problemen zu schnell entmutigt ist, wogegen sie bei *Wild Oat* die Folge von Sinnlosigkeit im Leben ist.

Mustard
Ähnlich ist die niedergeschlagene Stimmung. Bei *Mustard* ist sie Ausdruck einer Depression, bei *Wild Oat* bedeutet sie Frustration wegen eines fehlenden Lebenssinnes.

Scleranthus
Ähnlich ist die Unschlüssigkeit. Sie beruht bei *Scleranthus* auf einer Entscheidungsschwäche, wogegen sie bei *Wild Oat* durch das Fehlen eine Planes oder Konzeptes hervorgerufen wird.

Wild Rose
(Heckenrose – Rosa canina)

Entsprechend der Beschreibung von Dr. Bach ist dieses Mittel für jene Menschen geeignet, die ohne erkennbaren Grund das Interesse an allem verlieren, im täglichen Kampf ums Dasein resignieren und sich willenlos durchs Leben treiben lassen. Sie akzeptieren alles, wie es ist, und bemühen sich weder um eine Verbesserung ihrer Lage noch um mehr Lebensfreude.
Motto: Ich kann mich zu nichts mehr aufraffen.

Allgemeine Charakteristik

Wild Rose ist laut Bach für jenen Zustand bestimmt, in dem man sich sozusagen ganz vom aktiven Leben verabschiedet hat und sich für nichts mehr interessiert (s.o.). Solche Zustände können die Folge von Krankheiten (ärztliche Untersuchung erforderlich!) oder vielen Mißerfolgen und Enttäuschungen sein, sind jedoch relativ selten.

Da wir mit den Bach-Mitteln aber nicht nur jenen Zustand behandeln können, der am Ende einer krankhaften Entwicklung steht, sondern auch seine Vorstufen, hat *Wild Rose* eigentlich einen wesentlich größeren Wirkungsbereich: es hilft, wenn man sich nicht aufraffen kann, etwas zu tun, was man eigentlich tun möchte oder sollte, wenn man also einfach zu faul und zu träge ist. Dann kann es wieder unternehmungslustiger und allgemein interessierter machen.

Typische Einsatzmöglichkeiten

(Die folgenden Aussagen müssen nicht alle zutreffen – eine genügt, wenn sie sehr deutlich zu beobachten ist. Für die Behandlung von Kindern tauschen Sie »man« gegen »das Kind« aus.)

- Man kann sich **nicht** zu dem, was man tun will (oder sollte) **aufraffen**.
- Man ist zu **träge** und **faul**.
- Man ist **still, apathisch, lust-** und **antriebslos**.
- Man ist an allem völlig **uninteressiert**.
- Man hat im Lebenskampf **resigniert** und läßt sich einfach **treiben**.
- Man ist **krank** geworden bzw. bleibt **krank**, weil man sich zu nichts aufraffen kann.

Reaktion auf eine Krankheit

- Man findet sich resigniert und widerstandslos mit der Krankheit ab.
- Man kann sich nicht dazu aufraffen, etwas zur Überwindung der Krankheit zu unternehmen.

Evtl. nützlich bei folgenden körperlichen Störungen

Kraftlosigkeit, Kreislaufprobleme, Hormonschwäche, Immunschwäche.

Folgende Wirkung ist zu erwarten

- Man wird unternehmungslustiger und aktiver.
- Man entwickelt mehr Initiative.
- Man bekommt wieder Interesse am täglichen Leben.
- Krankheiten, die im Zusammenhang mit dem *Wild Rose*-Verhalten aufgetreten sind, bessern sich oder verschwinden.

Mittel mit ähnlicher Symptomatik

Clematis
Ähnlich ist das mangelnde Interesse an dem, was momentan passiert. Bei *Clematis* liegt es daran, daß man in seinen Gedanken mehr in der Zukunft weilt und sich Spekulationen oder Tagträumereien hingibt, wogegen es bei *Wild Rose* Ausdruck von totalem Desinteresse oder großer Trägheit ist.

Gorse
Ähnlich ist die resignierte Abwendung vom Leben. Sie beruht bei *Gorse* darauf, daß man nichts Positives mehr erwartet, wogegen sie bei *Wild Rose* Ausdruck von totalem Desinteresse oder großer Trägheit ist.

Honeysuckle
Ähnlich ist die Abkehr vom gegenwärtigen Leben. Bei *Honeysuckle* ist sie die Folge eines Verlustes und Ausdruck von Trauer, bei *Wild Rose* Ausdruck von totalem Desinteresse oder großer Trägheit.

Mustard
Ähnlich ist die Abkehr vom aktiven Leben. Bei *Mustard* ist sie die Folge einer Depression, die die Seele verdunkelt, wogegen sie bei *Wild Rose* Ausdruck von totalem Desinteresse oder großer Trägheit ist.

Olive
Ähnlich ist die die Abkehr vom aktiven Leben: bei *Olive* aufgrund starker Erschöpfung, bei *Wild Rose* aufgrund von Desinteresse oder Trägheit.

WILLOW
(Gelbe Weide – Salix vitellina)

Entsprechend der Beschreibung von Dr. Bach hilft dieses Mittel jenen Menschen, die auf einen Mißerfolg, eine Ungerechtigkeit oder ein Unglück stets mit Klagen und Verbitterung reagieren, weil sie grundsätzlich darauf eingestellt sind, Erfolg zu haben und zu bekommen, was sie wollen. Sie hadern auch mit ihrem Schicksal und meinen, so schwere Prüfungen nicht verdient zu haben. Aus Verbitterung wenden sie sich dann oft sogar von den Dingen ab, die ihnen normalerweise Freude machen.

Motto: Ich bin sauer!

Allgemeine Charakteristik

Willow ist ein wichtiges Beziehungs-Mittel, denn es kann nicht nur die Beziehung zu den Mitmenschen, sondern auch zu »Gott« und dem Schicksal verbessern. Wenn wir uns in jenem Zustand befinden, in dem wir *Willow* brauchen, haben wir etwas nicht bekommen, was wir gewünscht oder erwartet haben, und sind nun sauer, beleidigt, enttäuscht oder verbittert. Wir meinen, uns sei ein Unrecht widerfahren und es hätte eigentlich anders – nämlich so, wie wir es wollten – kommen müssen.

Diese Meinung, wir seien ungerecht behandelt worden, ist nichts anderes als der Ausdruck von Selbstgerechtigkeit, denn wir glauben ja, wir seien um etwas betrogen worden, worauf wir ein Recht zu haben glauben. Dabei setzen wir uns sozusagen aufs hohe Roß, beschweren uns und machen Vorwürfe, schmollen und grollen, weil wir insgeheim oder unterbewußt hoffen, dadurch doch noch unser vermeintliches Recht erzwingen zu können. Zumindest haben wir dadurch aber den Vorteil, uns in der moralisch besseren Lage zu wähnen. Aus diesem Grunde fällt es uns auch so schwer, die beleidigte, enttäuschte oder vorwurfsvolle Haltung aufzugeben. Wir werden sauer und unversöhnlich, wir hadern mit Gott und dem Schicksal, mit den Menschen und der Welt. Und dann fallen oft Worte wie »Das verzeihe ich dir nie!«.

Die meisten menschlichen Konflikte und Tragödien entstehen aus solch einer unversöhnlichen, starren Haltung, bei der die Beteiligten meinen, wenn sie nachgäben oder ihren Anspruch zurücknähmen, verlören sie etwas Wichtiges: ihr Recht oder ihren menschlichen Wert. Oft muß dann erst das »böse Blut« geflossen und irgendetwas Wertvolles zerstört worden sein, bevor man zur Versöhnung bereit ist.

Die Problematik läßt sich mit *Willow* vermeiden, denn es macht versöhnlich. Es läßt uns erkennen, daß wir, wenn wir enttäuscht worden sind, doch nur von einer Täuschung befreit wurden, es läßt uns die Relativität unseres Anspruchs erkennen, es glättet die Wogen und macht uns kompromißbereit. Und im besten Falle – wenn wir es lange und häufig nehmen – wird uns dabei klar, daß es letztlich so, wie es uns vom Schicksal beschert wird, immer richtig und das Beste ist. Wie oft konnten wir schon beobachten, daß ein vermeintliches Unglück die Weichen für einen neuen und besseren Weg stellte!

Manch schwere Krankheit – bis zum Krebs – entsteht aus der Unfähigkeit, das, was kommt und was man bekommt, zu akzeptieren und etwas Positives daraus zu machen. Deshalb sollte *Willow* immer sogleich genommen werden, wenn man mit einem unerfreulichen Ereignis gar nicht zurecht kommt und wenn man sich selbstgerecht gegen andere Menschen zu verhärten beginnt.

Typische Einsatzmöglichkeiten

(Die folgenden Aussagen müssen nicht alle zutreffen – eine genügt, wenn sie sehr deutlich zu beobachten ist. Für die Behandlung von Kindern tauschen Sie »man« gegen »das Kind« aus.)

- Man ist **beleidigt,** man fühlt sich **ungerecht** behandelt.
- Man ist **sauer** oder **enttäuscht.**
- Man **schmollt,** man **grollt,** man ist **verbittert,** man ist **unversöhnlich.**
- Man **hadert** mit Gott oder dem Schicksal.
- Man kann sich nicht damit abfinden, daß etwas anders gekommen ist, als man wollte.
- Man kann Unrecht **nicht vergessen.**
- Man ist **immer sehr schnell** beleidigt oder fühlt sich ungerecht behandelt.
- Man neigt dazu, anderen Menschen **Vorwürfe** zu machen.
- Man ist **krank** geworden, weil man ein Unrecht erlitten hat.

Reaktion auf eine Krankheit

- Man ist verbittert oder hadert wegen seiner Krankheit mit dem Schicksal.
- Man kann seine Krankheit nicht akzeptieren.
- Man sucht einen Schuldigen für seine Krankheit.

Evtl. nützlich bei folgenden körperlichen Störungen

Bluthochdruck, Leber-Gallebeschwerden, Herzbeschwerden, Zähneknirschen.

Folgende Wirkung ist zu erwarten

- Man hört auf, beleidigt zu sein,
- Man wird versöhnlicher, man ist bereit, zu verzeihen und zu verstehen.
- Man findet sich ohne Groll mit den Tatsachen ab.
- Man kann andere Menschen besser nehmen, wie sie sind.
- Man kann sein Schicksal besser akzeptieren.
- Man ist allgemein nicht mehr so schnell sauer.
- Krankheiten, die im Zusammenhang mit dem *Willow*-Verhalten aufgetreten sind, bessern sich oder verschwinden.

Mittel mit ähnlicher Symptomatik

Holly
Ähnlich ist die negative Haltung. Bei *Holly* ist sie Ausdruck der Stimmung des betreffenden Menschen und kann auch ohne äußeren Anlaß auftreten, wogegen sie bei *Willow* immer durch ein bestimmtes Ereignis oder Erlebnis hervorgerufen wird, das man nicht akzeptieren will.

Star of Bethlehem
Ähnlich ist die negative Reaktion und die Unfähigkeit, sich mit etwas Unerfreulichem abzufinden. Bei *Star of Bethlehem* ist man verletzt, während man bei *Willow* beleidigt ist.

Die Praxis
der Bach-Blüten-Therapie

Dosierung und Einnahme der Mittel

Es gibt drei Arten, die Mittel einzunehmen:

- die <u>Wasserglasmethode.</u> Sie hat sich als Standard-Methode bei allen akuten und deutlichen Beschwerden oder Störungen durchgesetzt, da man die Einnahmefrequenz an die Stärke der Beschwerden anpassen und außerdem die Mittel-Kombination bei Bedarf täglich ändern kann.

- die <u>Direkt-Einnahme</u>. Sie empfiehlt sich vor allem zur Persönlichkeitsentwicklung und Langzeittherapie, da man die Mittel, die man sich z. B. auf den Nachttisch stellt, täglich ohne besonderen Aufwand direkt aus der Flasche nehmen kann (oder evtl. auf einem Teelöffel mit etwas Wasser). Aber auch bei besonders starken Störungen – wenn die Wasserglasmethode nicht den gewünschten Erfolg bringt – kann man die Mittel häufig (z. B. stündlich) und über mehrere Tage hinweg direkt aus der Flasche auf die Zunge tropfen.

- die <u>verdünnten Mischungen</u>. Sie stellt die klassische Einnahmemethode dar und wird immer noch vorrangig in vielen Büchern empfohlen. Die verdünnten Mischungen sind vor allem bei sehr sensiblen Menschen und Kindern nützlich, haben aber oft keine genügende Wirkung. In diesem Falle empfiehlt es sich, zur Wasserglas-Methode überzugehen. Die Erfahrung hat gezeigt, daß die Mittel besser wirken, wenn man sie nicht zu sehr verdünnt bzw. wenn man sie häufiger und massiver einnimmt.

Die Wasserglas-Methode

Man gibt von jedem der ausgewählten Mittel täglich 1 – 3 Tropfen in ein Glas Wasser (wenn möglich abgekocht oder Quellwasser), das man im Laufe des Tages schluckweise austrinkt. Statt eines Glases kann man auch eine kleine wassergefüllte Flasche nehmen, aus der man von Zeit zu Zeit einen kleinen Schluck nimmt. Dies ist praktisch, wenn man viel unterwegs ist.

Bei starken Beschwerden nimmt man anfangs viertel- oder halbstündlich einen kleinen Schluck. Sobald eine Besserung eintritt, reduziert man die Einnahme schrittweise bis auf ca. 5 Schlucke täglich. Dabei richtet man sich immer nach dem Behandlungserfolg. Falls mit dieser Methode kein Erfolg eintritt, ist die **Direkt-Einnahme** zu empfehlen.

Direkt-Einnahme

Man tropft von dem Mittel aus der Original-Flasche direkt auf die Zunge.

Für die Persönlichkeitsentwicklung genügen normalerweise je 1 – 2 Tropfen 1 – 2mal täglich (morgens/abends) von jedem der ausgewählten Mittel.

Bei sehr akuten Beschwerden oder in Not-Situationen (z. B. Unfälle) hat sich die ununterbrochene Einnahme bewährt: alle 10 – 30 – 60 Minuten *bis zur Besserung*, evtl. tagelang 1 – 2 Tropfen.

Man kann auch Mischungen aus mehreren unverdünnten Mitteln anfertigen (wozu man jeweils 1 oder 2 ml aus der Originalflasche nimmt), so daß man für die Einnahme nur aus einer einzigen Flasche zu nehmen braucht. Normalerweise richtet sich dann die Menge der eingenommen Tropfen nach der Zahl der in der Mischung enthaltenen Mittel – höchstens aber 5 Tropfen pro Einnahme. Solche Mischungen sollten anfangs nur für ungefähr eine Woche hergestellt werden, damit man sie bei Besserung korrigieren kann.

Verdünnte Mischungen

Man fertigt eine Verdünnung an: von jedem Mittel 5 Tropfen[1] auf 10 ml (abgekochtes) Wasser (also 15 Tropfen auf 30 ml), das man mit ca. 10% Alkohol (evtl. auch hochwertigen Schnaps o. ä.) haltbar macht.

Flaschen und Pipetten gibt es in jeder Apotheke, wo man sich übrigens auch die Mischung anfertigen lassen kann. (Genaue Tropfenmenge angeben, da viele Apotheken nur 1 – 2 Tropfen nehmen!).

Von dieser verdünnten Mischung nimmt man bei akuten Störungen oder Beschwerden täglich 3 – 5mal 3 – 5 Tropfen (ausprobieren!) und zur Konstitutions- u. Grundlagen-Therapie 1 – 2mal 3 – 5 Tropfen.

Das Notfall-Mittel (Rescue Remedy)

Alle 5 – 10 Minuten 2 – 3 Tropfen direkt auf die Zunge (bei Bewußtlosigkeit auf die Lippen oder in den Mund) geben, bis eine Besserung eintritt. Falls die kritische Situation (z. B. nach einem Unfall) länger anhält, nimmt oder gibt man – wenn möglich und bei Bedarf tagelang – jede Stunde 1 – 3 Tropfen.

---

[1] Manchmal genügen auch 1 – 2 Tropfen auf 10 ml; die Erfahrung hat aber gezeigt, daß der therapeutische Effekt besser ist, wenn man mehr nimmt.

Bei örtlichen Beschwerden (z. B. Verletzungen, Schmerzen) kann man einige Tropfen auf und um die betroffene Körperpartie geben und sanft verreiben, wobei man gleichzeitig 1 – 2 Tropfen einnimmt. Bei offenen Wunden oder Verbrennungen verteilt man einige Tropfen *um die Wunde herum* oder legt einen mit verdünntem Notfallmittel getränkten sterilen Verband auf.

Wirkungsweise

Der Heilungseffekt der Bach-Mittel ist ausgesprochen sanft und organisch. Auch dadurch unterscheiden sie sich von den Mitteln der chemischen Medizin, deren Wirkung gewaltsame Eingriffe in die sinnvollen[1] Reaktionen des Organismus darstellen (wie z. B. die Anti-, die Blockier- und die Unterdrückungsmittel). Oft führt man den positiven Effekt einer Bach-Blüten-Therapie gar nicht auf sie zurück, sondern hat das Gefühl, die Besserung sei von alleine, aus sich heraus eingetreten und man habe sich aus eigener Kraft so positiv verändert. Man könnte daher die Bach-Mittel als *Vitamine für die Seele* bezeichnen, weil sie den Organismus nicht gewaltsam verändern, sondern ihm – genau wie die stofflichen Vitamine – das geben, was er braucht, um optimal und natürlich funktionieren zu können.

Einnahmedauer

Die Therapie sollte <u>individuell und aktuell</u> sein, d. h. genau auf die *persönliche Veranlagung* und auf die *momentane Verfassung* abgestimmt. Das heißt: die Mittel-Kombination sollte immer dem tatsächlich vorherrschenden Zustand entsprechen. Bach hat seine Kombinationen innerhalb weniger Tage mehrmals komplett geändert, um der aktuellen Verfassung gerecht zu werden.

---

[1] Obwohl die sogenannten Krankheitssymptome unangenehm sind, stellen sie doch immer sinnvolle Reaktionen des Organismus dar und sind Versuche, wieder ganz gesund zu werden oder zumindest das Überleben zu ermöglichen. Selbstentfaltung, Selbsterhaltung und Reparatur (Heilung) sind seine wesentlichen Aufgaben, und alle seine Reaktionen sind letztlich Versuche, aus der bestehenden Situation das Bestmögliche (was nicht das Bestdenkbare sein muß!) zu machen. Daher unternimmt er nie etwas, das ihm schadet. Behindert man ihn bei dieser Arbeit durch blockierende oder manipulierende Maßnahmen, so versucht er, sein Ziel auf dem *nächst-besten* Weg, der damit aber zugleich der *nächst-schlechteste* ist, zu erreichen. Oft wird ihm dann durch unsinnige medizinische Therapie auch dieser Weg versperrt, so daß er wiederum den nächst-besten/nächst-schlechtesten wählt, und auf diese Weise wird die ursprüngliche, einfache Krankheit immer schwerer und komplizierter. So kann sich zum Beispiel das unterdrückte Ekzem in Asthma oder die blockierte Entzündungsreaktion in Rheuma verwandeln.

Die Mittel werden stets so lange genommen bzw. gegeben, bis die Besserung eingetreten ist. Man merkt oft schon nach kurzer Zeit, ob man gut gewählt hat. Bei akuten Beschwerden setzt die Wirkung meist schon nach Minuten bis Stunden ein, bei chronischen nach einigen Tagen bis wenigen Wochen.

(Deshalb kann man, wenn man sich nicht zwischen mehreren fraglichen Mittel entscheiden kann, folgenden Test machen. Man gibt vom fraglichen Mittel 1 Tropfen auf die Zunge und beobachtet sich gut: bei den geeigneten Mitteln fühlt man oft – aber nicht immer! – nach 1 – 3 Minuten einen positiven Effekt.)

Bei der Behandlung **akuter Beschwerden** muß man meist schon nach wenigen Tagen die Kombination korrigieren, weil sich die Situation und die Symptome geändert haben. Deshalb sind hierfür Mischungen, die für mehrere Wochen bestimmt sind, nicht so gut geeignet.

Dagegen werden bei grundlegenden Charakterproblemen und zur **Persönlichkeitsentwicklung** die entsprechenden Mittel oft monatelang gegeben (evtl. mit vorübergehender Unterbrechung, wenn zwischenzeitlich eine akute Störung auftritt, die dann vorrangig behandelt werden muß). Es wird dabei ja der ganze Mensch saniert, was er auch bewußtseinsmäßig nachvollziehen muß und was oft Änderungen der äußeren Lebensumstände mit sich bringt. Man merkt die wohltuende Wirkung der BBT allerdings nicht erst nach Monaten, sondern schon nach wenigen Tagen oder Wochen.

Wichtige Gesichtspunkte für die Wahl der geeigneten Mittel

Jedes Mittel hat zwei unterschiedliche Einsatzgebiete:
- akute und dringende Beschwerden (»Situations-Therapie«),
- stets vorhandene, problematische charakterliche Eigenarten oder Grundeinstellungen (»Konstitutions-Therapie«).

Alle psychischen Probleme haben ein akutes Erscheinungsbild und einen tieferen Grund. Damit gleichen sie gewissermaßen einem »Unkraut«, das ebenfalls aus dem überirdischen Blüten- und Blätterteil und dem unterirdischen Wurzelteil besteht (Abb. 6).

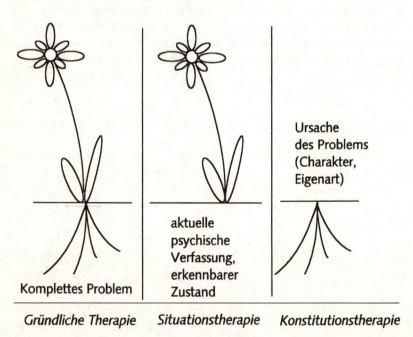

Abb. 6

Auswahl der Mittel 161

Wenn eine aktuelle Symptomatik besteht, muß sie primär behandelt werden. Diese »Situations-Therapie« (auf die momentane Situation bezogen) wird bei akuten Krankheiten oder psychischen Störungen durchgeführt und erfaßt normalerweise nur die dringendsten Beschwerden oder Symptome. Sie entspricht dem oberflächlichen Abschneiden des Unkrauts und ist dann angezeigt, wenn man k eine Zeit zu einer genaueren Analyse hat oder wenn das Problem nur oberflächlich ist (das Unkraut sich also leicht entfernen läßt).

✘ *Beispiele: Starke psychische Ausnahmezustände (z. B. Erregungszustände, Ängste, Wut, Aggressionen, Depressionen, Verzweiflung, Schock usw.) oder noch nicht lange bestehende psychische Störungen.*

Wenn keine akuten Beschwerden bestehen (das »Unkraut« also noch nicht stark getrieben hat) führt man eine »Konstitutions-Therapie« durch. Hierbei versucht man, die evtl. bestehenden Charakterprobleme und/oder Persönlichkeitsdefizite zu überwinden, was dem Ausgraben der Unkrautwurzel entspricht und dauerhafte Sanierung bedeutet. Diese Therapieform ist besonders angenehm und effektiv, weil man damit in aller Ruhe an sich arbeiten und möglichen Störungen vorbeugen kann.

✘ *Beispiele: Man weiß, daß man sich immer in einer gewissen Beziehung unterlegen und minderwertig fühlt oder daß man unter bestimmten Umständen starke Schuldgefühle zu entwickeln pflegt. Solange diese untergründigen psychischen Schwächen nicht durch entsprechende äußere Umstände aktiviert werden, kann man damit einigermaßen leben, sobald aber eine Situation eintritt, in der sie »hochgeheizt« werden, leidet man sehr darunter. Mit der Persönlichkeits(»Konstitutions-«)Therapie kann man in der inaktiven Phase diese Schwächen abbauen, so daß man künftig mit entsprechenden Belastungen besser umgehen kann und zum Beispiel kein so starkes Minderwertigkeitsgefühl bzw. kein quälendes schlechtes Gewissen mehr bekommt.*

Normalerweise führt man eine gründliche Therapie durch, bei der gewissermaßen sowohl die sichtbaren und als auch die unterirdischen Teile des »Unkrautes« beseitigt werden. Sie besteht aus einer Kombination von »oberflächlichen« Mitteln, die den momentanen psychischen Zustand verbessern, und »tiefen« Mitteln, die auf jene problematischen Eigenschaften einwirken, aus denen sich die momentane Störung entwickelt hat. Dabei verschwinden die akuten Beschwerden zuerst, wogegen die grundlegenden eine längere Behandlungszeit benötigen.

✘ *Beispiel: Man leidet momentan unter Angst und Unruhe. Dies ist der erkennbare, oberflächliche Teil des »psychischen Unkrauts«, der mit* Mimulus *und* Impatiens *behandelt wird. Die Frage nach dem Grund dieses Zustandes führt an die Wurzel des Übels, nämlich ein latentes Schuldgefühl, das dadurch aktiviert wurde, daß man etwas Verbotenes getan hat. Die eigentliche und tiefere Ursache der Angst ist also das untergründig lauernde Schuldgefühl (das man mit* Pine *abbauen kann).*

Orientieren Sie sich – auch bei körperlichen Beschwerden – bei der Auswahl der Mittel immer am vorherrschenden **psychischen Zustand**[1].
Die Fragen hierfür lauten:
- Von welchen Gefühlen werde ich momentan beherrscht?
- Wie reagiere ich, wie benehme ich mich?
- Welche Haltung nehme ich ein?

✘ *Beispiel: Man leidet an einer Magenverstimmung mit Übelkeit, Appetitlosigkeit und Sodbrennen. Zugleich mit dem Auftreten dieser Beschwerden ist man gereizt, ungesellig, deprimiert geworden und fühlt sich allgemein überfordert. Für die Auswahl der geeigneten Mittel werden nur diese psychischen Symptome berücksichtigt, denn einerseits gibt es keine speziellen Bach-Mittel für körperliche Beschwerden und andererseits verschwinden diese automatisch, wenn sich der psychische Zustand normalisiert hat. Die richtige Kombination lautet:* Holly, Water Violet, Gentian, Hornbeam.
Oft ist der Zusammenhang zwischen der psychischen und der körperlichen Problematik gut erkennbar (z. B. Magengeschwür durch Ärger in der Familie oder Streß an Arbeitsplatz), so daß man gezielt therapieren kann. Aber auch wenn sich die psycho-somatische Problematik nicht durchschauen läßt, wählt man die Mittel stets nach dem momentan bestehenden, auffallenden psychischen Zustand.

Orientieren Sie sich bei der Auswahl der Mittel immer an den **momentan** im Vordergrund stehenden, also de**n stärksten, auffallendsten oder quälendsten** Störungen, Beschwerden oder Auffälligkeiten.

---

[1] Dieses Buch informiert nur über die Einsatzmöglichkeiten der Bach-Blüten-Therapie. Das bedeutet nicht, daß man jede Krankheit ausschließlich hiermit behandeln sollte, denn auch die BBT hat ihre Grenzen. Deutliche körperliche Beschwerden sollten immer ärztlich abgeklärt werden, damit nicht eine evtl. notwendige medizinische Therapie (z. B. eine Operation oder eine Notfall-Therapie) versäumt wird.

Auswahl der Mittel 163

Wo der größte Leidensdruck herrscht, mobilisiert der Organismus auch die größte Heilkraft. Stellen Sie sich, wenn Sie sich nicht entscheiden können, vor, Sie hätten einen einzigen Wunsch frei und müßten nun sagen, welche Beschwerde oder Störung zuerst verschwinden soll.

✗ *Beispiel: Man leidet oft unter Angst und neigt dazu, sich immer anzupassen und unterzuordnen. Durch einen kürzlich erlittenen schweren Verlust ist man aber zusätzlich sehr traurig und pessimistisch geworden. In diesem Falle müssen <u>zuerst</u> die Trauer und der Pessimismus mit* Honeysuckle *und* Gorse *behandelt werden, wenn sie – was wahrscheinlich ist – das momentan größere Problem darstellen. Sind sie abgeklungen, kann man die Ängstlichkeit und die Unterwürfigkeit, die schon länger bestehen und nicht so schmerzlich sind, mit* Mimulus *und* Centaury *abbauen.*

> Behandeln Sie nur Störungen oder Beschwerden, die **tatsächlich bestehen** und **erkennbar** sind.

Die Bach-Blüten-Therapie ist eine klare, psychologisch fundierte Heilweise. Um gute und weiterführende Ergebnisse erzielen zu können, sollte man sich stets an jene Symptome halten, die man deutlich erkennen und erfassen kann – in diesem Sinne wurde sie von Bach entwickelt. Von Vermutungen, Programmen, psychologischen, verbalen oder »esoterischen« Gedankenspielen oder dergl. ist abzuraten, weil man damit meist weder das Problem exakt erfassen noch auf jene Problemschicht einwirken kann, die die Psyche zur Bearbeitung freigegeben hat und in der daher der größte Fortschritt erzielt werden kann.

Auch jene Testmethoden, bei denen man zur Mittelbestimmung auf Verstand, bewußtes Erkenntnis- und Urteilsvermögen verzichtet (z. B. elektronische Meßmethoden, Pulstestung, Kinesiologie etc.), haben – abgesehen von einer gewissen methodisch bedingten Unzuverlässigkeit – den Nachteil, daß man oft unterschiedliche Bewußtseinsschichten (für die die Psyche vielleicht überhaupt noch nicht reif ist) und Problemkreise »kunterbunt durcheinander« therapiert. Das ist zwar nicht gefährlich, bringt aber keine guten therapeutischen Ergebnisse. Man sollte in jedem Fall solche Test-Ergebnisse noch mit der tatsächlich erkennbaren Situation abstimmen und eine klare, verständliche Ordnung hineinbringen, bzw. wenn man therapeutisch tätig ist, das Ergebnis mit dem/r Patienten/in genau besprechen.

Auch am Pendeln, »stock-bottle-Greifen« etc. ist zwar grundsätzlich »etwas dran«, doch sind sie für eine ernsthafte Therapie zu unzuverlässig.

(Man braucht nur einmal einen sogenannten Blindversuch zu machen, bei dem man die Mittel fünfmal durcheinandermischt und sie dann jeweils »blind« testet, d. h., ohne ihre Identität zu kennen: fast immer bekommt man unterschiedliche Ergebnisse.) Diese Methoden können aber manchmal interessante Zusatzinformationen und Anregungen liefern.

> Nehmen Sie immer **Kombinationen aus mehreren** zutreffenden **Mitteln**, denn sie sind wirksamer als einzelne Mittel.

Psychische Probleme oder Störungen bestehen fast immer als mehreren Faktoren und Komponenten. *Bach* hat selbst meist mehrere Mittel gleichzeitig verodnet, und auch das Notfall-Mittel (Rescue Remedy) stellt ja eine von ihm festgelegte Kombination dar.

Man sollte versuchen, mit 4 – 6 (maximal 8) Mitteln auszukommen, und nur in Ausnahmefällen, <u>und wenn es einen Sinn ergibt</u>, mehr einsetzen. Falls man sich einmal nicht zwischen zwei in Frage kommenden Mitteln entscheiden kann, empfiehlt es sich, vorsichtshalber beide zu nehmen.

✗ *Beispiel: Wenn man einen lieben Menschen verloren hat und deshalb sehr traurig ist, braucht man zwar als Hauptmittel* Honeysuckle. *Bei genauem Hinsehen erkennt man aber meist, daß außerdem noch andere Mittel für diesen Zustand benötigt werden. In Frage kämen:* Mustard *bei tiefen Depressionen,* Gorse, *wenn man vom Leben nichts mehr erwartet,* Clematis, *wenn man sich insgeheim nach dem Tod sehnt,* Wild Rose, *wenn man jedes Interesse am Leben verloren hat,* Pine, *wenn man sich nachträglich Vorwürfe macht,* Water Violet, *wenn man sich von den Menschen zurückzieht,* Willow, *wenn man mit dem Schicksal hadert,* Walnut, *wenn man sich gar nicht in der neuen Lebenssituation zurechtfindet. Es leuchtet ein, daß der Therapieerfolg um so größer wird, je vollständiger man diese Problematik erfaßt.*

> Halten Sie die Mittel-Kombination immer auf dem neuesten Stand, das heißt: **Korrigieren** Sie die Zusammensetzung, sobald sich die Situation ändert und oder eine wesentliche Besserung eingetreten ist.

Jede Besserung oder Heilung bedeutet ja, daß das betreffende Mittel gewirkt hat und nun nicht mehr benötigt wird, und jede neue psychische Verfassung erfordert andere Mittel. Bach hat oft innerhalb weniger Tage die Mittel-Kombination komplett umgestellt und sich dabei immer am tatsächlich bestehenden Zustand orientiert.

Es hat sich bewährt, die eingesetzten Mittel in folgenden Zeitabständen zu überprüfen und evtl. zu korrigieren (s. hierzu auch das nächste Kapitel):
- bei akuten Beschwerden nach 1 – 3 Tagen,
- bei länger bestehenden Beschwerden alle 3 – 4 Wochen,
- in der Persönlichkeits- und Charaktertherapie alle 1 – 2 Monate.

Anleitung für Auswahl und Einsatz der Mittel

(Einen Auswertungsbogen finden Sie weiter hinten.)

Überlegen Sie sich zunächst, was Sie behandeln wollen:

- ein psychisches Problem,
- eine Krankheit,
- eine Charakterstörung bzw. ein Persönlichkeitsdefizit,
- oder ein Lebens-Problem,

damit Sie die geeigneten Mittel unter dem betreffenden Gesichtspunkt in den Beschreibungen (s. o.) oder in den entsprechenden Fragebögen (s. u.) suchen können.

Erfassen Sie dann die momentan bestehenden psychischen Störungen, Beschwerden oder Auffälligkeiten und die dazu gehörenden Mittel,

indem Sie die folgenden Fragen stellen.
(Eine ausführliche Anleitung hierzu finden Sie auf den folgenden Seiten).

Bei einem psychischen Problem:
- Wie läßt sich mein momentaner psychischer Zustand oder mein Verhalten charakterisieren?
- Gibt es ein besonderes, belastendes Ereignis, das diesen Zustand hervorgerufen hat?
- Gibt es eine typische Eigenschaft an mir, die die tiefere Ursache für den momentanen Zustand sein könnte?

Bei einer Krankheit:
- Wie reagiere ich auf meine Krankheit?
- Wie läßt sich mein momentaner psychischer Zustand oder mein Verhalten charakterisieren?
- Gibt es ein besonderes, belastendes Ereignis, das der Krankheit vorangegangen ist oder sie ausgelöst hat?

Bei einer Charakterstörung oder einem Persönlichkeitsdefizit:
- Was sind meine typischen Eigenarten und Verhaltensweisen?

- Welche Fehler habe ich und in welcher Hinsicht sollte ich mich noch bessern?

Bei einem speziellen Problem oder Ziel:
- Auf welchem Fehler von mir beruht das Problem? Wie muß ich mich ändern, damit ich mein Ziel erreichen kann?

Zur Beantwortung dieser Fragen können Sie
- entweder die entsprechenden Fragebögen benützen oder
- oder alle Beschreibungen der Mittel durchlesen und sich die zutreffenden notieren.

Zwar werden Sie, wenn Sie sehr erfahren sind, die Störungen auch durch nur genaue Beobachtung feststellen und die dazu passenden Mittel aus dem Gedächtnis bestimmen können, dennoch empfiehlt sich ein zusätzlicher Blick in die Fragebögen, um wirklich nichts zu übersehen.

Ergebnisse, die mit Hilfe der Fragebögen gefunden wurden, sollten noch einmal anhand der Beschreibungen überprüft werden, um sprachliche Mißverständnisse auszuschließen.

Wählen Sie jetzt aus den gefundenen Mitteln die wichtigsten 6 (bis 8) aus,

und zwar jene, die sich auf die dringendsten Probleme oder quälendsten Beschwerden beziehen. Dies ist die momentan gültige Kombination. (Im Idealfall passen die ausgewählten Mittel sinngemäß zusammen und ergänzen sich gegenseitig.)

Kontrollieren Sie nach einiger Zeit die Wirkung:

- bei akuten Beschwerden nach 1 – 3 Tagen,
- bei länger bestehenden Beschwerden nach 3 – 4 Wochen,
- in der Persönlichkeits- und Charaktertherapie nach 1 – 2 Monaten.

Falls Sie feststellen können, daß eine Besserung eingetreten ist, bleiben Sie so lange bei der bisherigen Kombination, bis sich kein Fortschritt mehr ergibt.

Wenn keinerlei Besserung eingetreten ist oder es nicht mehr vorwärts geht, korrigieren Sie die Mischung, weil sie offensichtlich nicht (mehr) stimmt.

Die vier Einsatzgebiete der Bach-Blüten-Therapie

I. Psychische Probleme und Störungen

Die psychischen Probleme, Störungen und Ausnahmezustände stellen heutzutage das hauptsächliche Einsatzgebiet der BBT dar, denn fast jeder Mensch leidet in irgendeiner Form unter ihnen. Zwar neigen wir meist dazu, uns mit ihnen abzufinden oder sie zu ignorieren, weil wir keinen Weg sehen, uns aus ihnen zu befreien, oder weil wir anderes für wichtiger halten, doch sollte man nicht übersehen, daß sie nicht nur unser gesamtes Verhalten negativ beeinflussen und uns unfähig für echte Lebensfreude machen können, sondern oft auch die Vorstufen für körperliche Krankheiten bilden. Man kann diesen Zustand so charakterisieren: noch nicht krank, aber auch nicht mehr gesund.

Ursache für solche Zustände sind belastende Lebensumstände wie soziale und familiäre Spannungen, Erziehungsschäden, Leistungsstreß und ungesunde Umweltbedingungen, aber auch die zunehmende Selbstentfremdung des modernen Menschen, der kaum noch Zeit und Ruhe findet, nach innen zu hören und Antwort auf die wesentlichen Sinn-Fragen seines Lebens zu finden. *Verstehen und Loslassen* – diese beiden wichtigen Fähigkeiten des menschlichen Bewußtseins verkümmern angesichts des zunehmenden Trends in unserer überaktiven Techno-Welt, alles machen und manipulieren zu wollen.

Die BBT kann hier helfen, indem sie – auf eine bis heute wissenschaftlich nicht geklärte Weise – seelische Disharmonien behebt und Entgleisungen rückgängig macht.

Um die richtigen Mittel für diese Problematik zu finden, sind folgende Fragen geeignet (die Antworten finden Sie in den Fragebögen):

> **1. Wie läßt sich mein momentaner psychischer Zustand oder mein Verhalten charakterisieren? Wie fühle ich mich, wie verhalte ich mich?**
> (Wie läßt sich der momentane psychische Zustand oder das Verhalten des Menschen, dem ich helfen will, charakterisieren? Wie fühlt er sich, wie verhält er sich, welchen Eindruck macht er?)

→ 1. Fragebogen

Dies ist die wichtigste Frage in der BBT, weil man damit am sichersten die geeigneten Mittel findet. Sie sollte möglichst genau und vollständig beantwortet werden, das heißt: man sollte sich nicht mit dem erstbesten Symptom begnügen, sondern den *gesamten*, aktuellen psychischen Zustand, der niemals nur aus einer Komponente besteht, sehr genau betrachten, damit eine wirksame Kombination zusammengestellt werden kann. Da man – vor allem zu Anfang – nicht immer einen ausreichenden Überblick hat, empfiehlt es sich, die Fragebogen oder die Mittel-Beschreibungen zu Hilfe zu nehmen, damit man nichts übersieht.

Wenn das auffällige Verhalten oder der krankhafte Zustand neu aufgetreten ist, hat es/er für die Mittelwahl eine größere Bedeutung, als wenn sich nur eine bereits bekannte Eigenschaft verstärkt hat.

✘ *Beispiel: Man stellt fest, daß man gereizt ist* (Holly). *Bei genauerer Beobachtung erkennt man aber auch noch eine starke Ungeduld, für die* Impatiens *benötigt wird, damit sich ein vollständiger Therapieeffekt ergibt. Vielleicht bemerkt man sogar, daß man eigentlich kurz davor ist, vor Wut zu platzen oder »auszuflippen«, dann muß auch noch* Cherry Plum *in die Mischung. Eine Kombination aus diesen drei gefundenen Mitteln ist wirksamer als z. B. nur* Holly, *weil sie die gesamte Situation erfaßt.*

> **2. Gibt es ein besonderes, belastendes Ereignis, das diesen Zustand hervorgerufen hat?**

→ 2. Fragebogen

Die Antworten auf diese Frage sollten nur verwertet werden, wenn sie eindeutig sind.

Hiermit werden besondere Schwachpunkte in der Psyche gefunden, denn ein bestimmtes belastendes Ereignis kann nur dort negative Folgen haben, wo man überempfindlich und verletzlich ist. Meist verdrängen wir unsere Empfindlichkeiten und Schwachpunkte, um nicht ständig daran erinnert zu werden.

Zwar können wir mit der BBT das schädigende Ereignis nicht ungeschehen machen, aber doch die – weiterhin bestehenden – Schwachpunkte behandeln, die einer Besserung oder Heilung im Wege stehen.

✗ *Beispiel: Man wurde ausgelacht (und ist deshalb verletzt und verbittert). Das belastende Ereignis ist die Blamage, und die Tatsache, daß man dadurch so getroffen werden konnte, weist auf – wahrscheinlich nicht eingestandene – Zweifel am eigenen Wert hin, die man zum Beispiel oft durch auffälliges oder geltungssüchtiges Verhalten auszuräumen versucht. Das Mittel für diesen persönlichen Schwachpunkt ist* Heather, *es erfaßt das Problem an der Wurzel, denn es macht unabhängiger und unempfindlicher gegenüber Ablehnung und Blamage. (Zusätzlich wird für die Verletzung* Star of Bethlehem *und für die Verbitterung* Willow *benötigt.)*

*Oder: Man wurde kritisiert und hat seither einen Minderwertigkeitskomplex (*Larch*). Das belastende Ereignis ist die Kritik, und die Tatsache, daß man dadurch so in seinem Selbstwertgefühl getroffen werden konnte, weist auf untergründige Schuldgefühle (»ich bin schlecht und deshalb nichts wert«) hin. Das Mittel für diesen persönlichen Schwachpukt ist* Pine, *es baut die Bereitschaft, Vorwürfe und Kritik zu ernst zu nehmen, ab und befreit vom inneren Zwang, immer »gut« und »anständig« sein zu wollen. Damit wird das vorliegende Problem in seinem eigentlichen Kern erfaßt, denn durch Stärkung der Selbstverantwortung und Abbau der Zwangsmoral wird man unabhängiger von äußerer Kritik.*

3. Gibt es eine typische Eigenschaft, die die tiefere Ursache für den momentanen Zustand sein könnte?

→ 4. Fragebogen

Dies ist die wichtige Frage »Warum?«, die zum Verständnis und zur Therapie psychischer Probleme unerläßlich ist.

Wir alle besitzen ganz bestimmte Eigenschaften, die für uns typisch sind und durch die wir uns von den anderen Menschen unterscheiden. Sie sind Ausdruck unserer Veranlagung und machen einen großen Teil unseres Charakters aus. Wenn sie harmonisch entwickelt sind, bedeuten sie persönliche Stärke und helfen uns, gut durchs Leben zu kommen. Dagegen werden sie bei unharmonischer, verzerrter oder neurotischer Ausprägung zu jenen charakterlichen Schwachpunkten, die uns bei besonderen Belastungen viel Leid bereiten können.

Bei fast allen Beschwerden und Störungen spielen solche ungenügend oder unharmonisch entwickelten Anlagen (unsere typischen »Eigenarten« und »kleinen Schwächen«) eine wichtige ursächliche Rolle, denn sie bilden die Wurzel, aus der die Störung (wie das Unkraut) unter ungünstigen Umständen erblüht. Um das »Unkraut psychisches Problem« wirklich gründlich aus unserem Leben entfernen zu können, müssen wir es auch an der Wurzel erfassen, nämlich an der »entgleisten« Veranlagung oder Eigenart. Dies gelingt oft mit der Bach-Blüten-Therapie, wenn man lange genug behandelt.

✗ *Beispiel: Man ist von Natur aus sehr freiheitsbedürftig und individualistisch. Weil man diese Anlage nicht ungestört entwickeln durfte, sondern im Rahmen der Erziehung zu sehr in die vorgegebene Ordnung gezwungen und in seiner persönlichen Freizügigkeit beschnitten wurde, hat man ein extremes Freiheitsbedürfnis und eine tiefe Abneigung gegen Autorität und die bürgerliche Ordnung entwickelt. Diese innere Haltung beeinflußt jetzt nicht nur das äußere Gehabe (z. B. in Form ausgefallener, provokanter Kleidung), sondern auch die gesamte Lebensgestaltung, die vor allem darauf ausgerichtet ist, größtmögliche Freiheit und Unabhängigkeit zu garantieren. Diese extreme Haltung hilft einem dann zwar, sich – soweit dies noch möglich ist – selbst zu verwirklichen und das Eigene zu bewahren, ist aber, weil sie sich neurotisch übertrieben und verzerrt entwickelt hat, zugleich ein gefährlicher Schwachpunkt geworden, weil man übertrieben ablehnend auf jede Anleitung und Begrenzung reagiert. So kann es zum Beispiel passieren, daß man in eine tiefe Depression verfällt, weil man eine unumgängliche Beschränkung der persönlichen Freiheit nicht flexibel hinnehmen kann. Die Depression (der oberirdische Teil des »psychischen Unkrauts«) wird dann zwar mit* Mustard *oder* Gentian *gebessert, doch ist es wichtig, auch das krankhaft übertriebene Freiheits- und Unabhängigkeitsbedürfnis (die unterirdische Wurzel), das zu dieser Reaktion geführt hat, mit* Water Violet *abzubauen. Könnte man sich nämlich besser in die – momentan vielleicht nicht zu ändernden – beengenden Lebensumstände fügen, so würde man durch sie nicht krank.*

II. Körperliche oder psychische Krankheiten

Bach wollte ein Heilsystem schaffen, das besser und ganzheitlicher als alle ihm bis dahin bekannten Therapien wirken sollte, und zwar nicht nur bei psychischen Problemen, sondern genauso bei »normalen« körperlichen Krankheiten. Dieser Aspekt ist im Laufe der Zeit etwas aus dem Blickfeld geraten, da die BBT wegen der Ablehnung aus dem ärztlichen Lager überwiegend von medizinischen Laien eingesetzt wird.

Man sollte nicht vergessen: Wie auch immer die Krankheit heißen möge, die begleitenden psychischen Veränderungen sind ihre ersten, feinsten und individuellsten Zeichen. Deshalb hat man in ihnen nicht nur besonders sichere Ansatzpunkte für eine Therapie, sondern kann an ihrer Rückbildung oder Normalisierung den Heilungs-Effekt am umfassendsten erkennen. Ein Medikament, das in der Lage ist, bei einem kranken Menschen den vorherrschenden psychischen Ausnahmezustand zu überwinden, wirkt gleichzeitig und ganzheitlich auch auf die begleitenden krankhaften Veränderungen im körperlichen Bereich.

✗ *Beispiel: Jemand steht unter starkem Streß und leidet zugleich (und deshalb) unter Bluthochdruck mit den entsprechenden körperlichen Beschwerden. Sobald es ihm gelingt, den Streß abzubauen, normalisiert sich automatisch auch der Blutdruck ohne spezielle Therapie (wenn er nicht schon durch Gefäßveränderungen fixiert ist).*

Die geeigneten Bach-Mittel werden normalerweise nur anhand des psychischen Befundes ausgewählt. Sie bessern entweder den gesamten Zustand – psychisch und körperlich – oder schaffen die Voraussetzungen dafür, *daß andere, eher körperorientierte Therapien heilend wirken können.* Denn solange das psychische Äquivalent der Krankheit nicht beseitigt ist, kann diese auch in ihrer körperlichen Ausprägung nicht verschwinden. Dieser wichtige *Katalysator-Effekt* der BBT wird bisher nicht genügend beachtet.

✗ *Beispiel: Wenn ein kranker Mensch in Hoffnungslosigkeit und Resignation verfällt, werden auch seine Abwehr- und Heilungskräfte blockiert (inzwischen ist diese Reduktion der Leistungen des Immunsystems auch wissenschaftlich bewiesen). Obendrein tut er dann nichts mehr für seine Heilung: er sucht zum Beispiel nicht mehr nach einer geeigneten Therapie, nimmt seine Medikamente nicht regelmäßig ein und steuert in Form von selbstschädigendem Verhalten mehr oder weniger unbewußt auf das Ende zu. Dieser psychische Zustand ist das Wesentliche und Ausschlaggebende an dieser Krankheit, und erst wenn es ge-*

lingt, ihn – *zum Beispiel mit Hilfe von* Gorse – *zu überwinden, kann eine Gesundung eintreten, weil dann nicht nur der Körper besser funktioniert, sondern weil der/die Kranke dann auch wieder nach einem Weg aus der Krankheit sucht.*

Es empfiehlt sich daher, zu jeder anderen – auch einer schulmedizinischen! – Therapie, zusätzlich Bach-Mittel zu geben oder zu nehmen. Eine Ausnahme hiervon ist evtl. die gekonnte homöopathische Hochpotenz-Therapie, da diese auch in besonderem Maße die psychische Verfassung berücksichtigt.

Im Falle einer Krankheit findet man die geeigneten Mittel mit folgenden Fragen (die Antworten finden Sie in den Fragebögen):

> **1. Wie reagiere ich auf meine Krankheit?**
> (Wie reagiert der Mensch, dem ich helfen will, auf seine Krankheit?)

→ 3. Fragebogen

Die hiermit gefundenen Mittel sind bei akuten Krankheiten am wichtigsten.
In der Streß-Situation einer Krankheit verstärken sich meist die typischen Grund-Haltungen und Eigenarten, die vielleicht unter normalen Bedingungen nicht besonders auffallen. Sie beziehen sich aber auf jene Art, in der man grundsätzlich auf Probleme reagiert, und zeigen besonders deutlich die persönlichen und entscheidenden Schwachpunkte an. Viele Krankheiten entwickeln sich auf der Basis solcher Haltungen bzw. sind Ausdruck davon.

✗ *Beispiel: Man leidet unter unklaren Schmerzen im Bauch, die möglicherweise durch eine ernste Krankheit hervorgerufen werden, aber man verdrängt diese Beschwerden und tut vor sich und seinen Angehörigen, als hätte man keine Probleme. Diese Haltung ist wahrscheinlich typisch für die Art, wie man auch sonst mit Problemen umzugehen pflegt, nämlich sie einfach möglichst schnell »unter den Teppich zu kehren«, wodurch eine Lösung unmöglich wird und sich vielleicht eine Katastrophe entwickelt. Erforderlich ist hier* Agrimony, *das nicht nur möglicherweise die eigentliche Ursache für diese Beschwerden beseitigt (so daß diese wieder verschwinden), sondern auch die Bereitschaft fördert, der Sache nachzugehen und sich richtig untersuchen zu lassen. (Ein Mensch, der bewußt nicht zeigt, wie es in ihm aussieht, weil er seine Angehörigen schonen möchte, zu sich* selbst aber ehrlich ist und sich nichts vormacht, braucht dagegen nicht Agrimony, sondern Red Chestnut).

Oder: Man gerät in Panik, wenn man nur an seine Krankheit denkt und ist deshalb unfähig, vernünftig damit umzugehen. Außerdem kann man nicht mehr richtig schlafen und essen, was die Lage weiter verschlimmert. In diesem Fall ist Rock Rose erforderlich, um überhaupt einen Heilungsprozeß in Gang setzen zu können, denn es sorgt für mehr innere Ruhe und einen klaren Kopf.

Oder: Man empfindet seine Krankheit als Strafe für etwas, was man getan hat. Diese Haltung zeigt die Bereitschaft zur Selbstverurteilung und muß mit Pine behandelt werden. Denn wie soll man unter diesen Umständen wieder gesund werden, wenn man sich selbst nicht vergeben und die Heilung erlauben kann?

2. Wie läßt sich mein momentaner psychischer Zustand oder mein Verhalten charakterisieren?
(Wie läßt sich der momentane psychische Zustand oder das Verhalten des Menschen, dem ich helfen will, charakterisieren?)

→ **1. Fragebogen**

Neben der speziellen Reaktion auf die Krankheit sind auch jene psychischen Auffälligkeiten, die die körperliche Symptomatik begleiten, wichtig. Sie können das seelische Äquivalent dieser Krankheit darstellen und damit auf das geeignete Mittel hinweisen oder negative Begleiterscheinungen darstellen, die überwunden werden müssen, damit eine Besserung einsetzen kann.

Wenn dieses Verhalten oder dieser Zustand neu aufgetreten ist, hat er/es mehr Bedeutung, als wenn sich nur eine bereits bekannte Eigenschaft verstärkt hat.

✗ *Beispiel: Man leidet unter einer starken Akne oder einem Ekzem und ekelt sich vor sich selbst (man findet sich unschön) oder hat einen Minderwertigkeitskomplex. Dieser psychische Zustand kann entweder die tiefere Ursache für die Hautreaktion sein – der körperliche Zustand spiegelt ja immer den seelischen – oder die Gesundung verhindern. Ausschlaggebend und Voraussetzung für eine echte Heilung (nicht die Unterdrückung mit Cortison, Antibiotika oder dergl.!) ist daher die psychische Normalisierung – zum Beispiel mit Crab Apple und/oder Larch. Wir müssen daher solchen Zeichen die größte Aufmerksamkeit schenken.*

Krankheiten 175

> 3. Gibt es ein besonderes, belastendes Ereignis, das dem Krankheitsausbruch vorangegangen ist oder die Krankheit ausgelöst hat?

→ 2. Fragebogen

Die Antworten auf diese Frage sollten nur verwertet werden, wenn sie eindeutig sind.

Hierbei geht es um ein eventuelles krankheitsauslösendes Trauma, das seine Grundlage in einer bestimmen Charaktereigenschaft hat und aus dem sich die jetzige Krankheit entwickelt hat (siehe hierzu auch die Bemerkungen im Kapitel »Die Verbesserung des Charakters und die Entwicklung der Persönlichkeit). Es ist nützlich, diese Komponente mitzubehandeln, weil die Tatsache, daß man in einer bestimmten Hinsicht traumatisiert werden konnte, auf einen psychischen Schwachpunkt hinweist, der wahrscheinlich weiterhin besteht und überwunden werden sollte. Für die Mittelwahl ist es unerheblich, wie lange das ursächliche traumatisierende Ereignis zurückliegt.

Je vollständiger man solche Faktoren erfassen kann, desto wirksamer ist die Therapie, wobei allerdings der Zusammenhang mit dem derzeitigen Zustand ziemlich deutlich sein sollte. Grundsätzlich können wir um so schwerer verletzt werden, je stärker wir etwas haben oder festhalten wollen. Unsere Wünsche, Bedürfnisse und Erwartungen sind die Achillesferse, an der uns das Schicksal, das sich nach seinem eigenen Gesetz, nicht aber nach unseren Vorstellungen entwickelt, schwer oder sogar tödlich treffen kann. Dann kann sich aus dem Liebesbedürfnis ein Liebesentzugs-Trauma, aus dem Geltungsbedürfnis ein Demütigungs-Trauma, aus dem Reinheitsbedürfnis ein Beschmutzungs-Trauma oder aus dem Besitzbedürfnis ein Verlust-Trauma ergeben.

Die Beantwortung dieser Frage gibt oft auch Aufschluß über das Wesen der Krankheit.

Mit Bach-Mitteln kann man positiv auf das Trauma einwirken, wobei man als Basis *Star of Bethlehem* nimmt und jene/s Mittel hinzufügt, die/das der Art des Traumas entspricht/entsprechen (z. B. *Heather* und *Larch* beim Demütigungs-Trauma oder *Crab Apple* beim Beschmutzungs-Trauma).

✘ *Beispiel: Wer sehr an seinem Besitz hängt* (Chicory), *wird es kaum verkraften, wenn er/sie ihn verliert. Oder: Wem es sehr viel bedeutet, anerkannt oder bewundert zu werden* (Heather), *den wird es tief treffen, wenn er/sie ausgelacht, abgelehnt oder blamiert wird. Oder: Wer*

sich an einen anderen Menschen anklammert (Chicory), *wird unglücklich, wenn dieser stirbt oder sich ihm entzieht. Oder: Wer sehr fest an etwas glaubt, wird schwer enttäuscht oder sogar verzweifelt, wenn sich der Glaube als falsch erweist* (Sweet Chestnut).
Oder: Man ist von einem schmerzhaften Hexenschuß »überfallen« worden. Bei genauer Überlegung erkennt man, daß dieser sich bei einer starken aggressiven Reaktion gegen jemanden einstellte. Das Mittel für die Behandlung des Hexenschusses ist Holly, *denn wahrscheinlich steckt einem die aggressive Haltung immer noch in den Knochen.*

III. Persönlichkeitsentwicklung/ Charakterverbesserung

Unser Charakter ist mehr, als wir ahnen, von psychischen Konflikten und irgendwann einmal erlittenen Verletzungen geprägt, und unser »normales« Verhalten dient meist vor allem dazu, sie zu verdrängen, zu verbergen oder zu kompensieren. Im täglichen Leben lassen sich diese inneren Probleme und Disharmonien oft nur an kleinen Verhaltens-Auffälligkeiten und typischen Eigenarten erkennen, weshalb sie meist nicht besonders ernst genommen werden. Da sie sich aber unter Belastung nicht nur zur schweren psychischen Störung steigern können, sondern auch, ohne daß uns dies bewußt wird, alle unsere Entscheidungen beeinflussen, ist es wichtig, sie durch eine »innere Sanierung« zu überwinden.

Die Bach-Blüten-Therapie kann hierbei eine wertvolle Hilfe sein, indem sie

- den Charakter durch Überwindung der inneren Konflikte, Auflösung widernatürlicher Konditionierungen, Heilung seelischer Verletzungen und Stärkung der positiven Tendenzen verbessert,
- die durch erzieherische Unterdrückung bzw. Manipulation entstandenen Persönlichkeitsdefizite (wie z. B. Ängste, Minderwertigkeitsvorstellungen, Zwangsmoral, Asozialität) aufhebt.

Dadurch wird nicht nur eine stärkere Harmonisierung des gesamten Persönlichkeit, sondern auch eine Verbesserung der Lebensumstände (»Lebenssanierung«) erreicht, weil diese ja immer auch Ausdruck der seelischen Verfassung sind.

Unsere typischen und auffallenden Eigenschaften können, wie gesagt, die Folge einer krankhaften Störung sein und Versuche darstellen, ein altes psychisches Trauma zu verdrängen oder auszugleichen beziehungsweise eine neue Verletzung abzuwehren. Sie können aber auch der natürliche Ausdruck einer speziellen Veranlagung sein, die ein bestimmtes Bedürfnis (wie z. B. den Wunsch nach Liebe, Anerkennung oder Freiheit) besonders betont. Solche Bedürfnisse können zum lebenslangen Problem werden, wenn sie übersteigert sind und nicht befriedigt werden. Beispielsweise kann ein sehr liebesbedürftiger Mensch, wenn man ihn schlecht behandelt, ein geltungsbedürftiger Mensch, wenn man ihn beleidigt, ein freiheitsliebender, wenn man ihn einsperrt, krank werden. Hätte er keinen so starken Anspruch bzw. könnte er in dem Augenblick, in dem er nicht bekommt, was er möchte, sogleich loslassen, würde er darunter nicht so sehr leiden.

Diese natürliche Flexibilität gegenüber der Lebensrealität ist wesentlich, um unbeschadet durchs Leben zu kommen, das uns nicht immer gibt, was wir wollen. Sie kann mit Hilfe der Bach-Blüten-Therapie gefördert werden, die viele krankhaft übertriebene Bedürfnisse und Erwartungen wieder normalisieren kann und damit auch eine gute Prophylaxe gegen Krankheiten jeder Art darstellt.

Ein weiterer Vorteil der BBT liegt darin, daß man lernt, sich selbst gut beobachten und ehrlich zu beurteilen. Man gewinnt mehr Selbsterkenntnis, Bewußtheit und Menschenkenntnis.

Die Fragen, die hier gestellt werden müssen, lauten (die Antworten finden Sie in den Fragebögen):

> **1. Was sind meine typischen Eigenarten und Verhaltensweisen?**
>
> (Was sind die typischen Eigenarten und Verhaltensweisen des Menschen, dem ich helfen will?)

→ 4. Fragebogen

Hier geht es darum, sich selbst kritisch wahrzunehmen und auf die kleinen Besonderheiten und Gewohnheiten zu achten, in denen sich unser Charakter im täglichen Leben zu erkennen gibt. Oft sind sie kaschiert und mit einem positiven Etikett versehen, damit wir sie (und uns) akzeptieren können. Zum Beispiel sagen wir nicht: »Ich schaffe es nicht, mich gegen Ausnützung zu wehren«, sondern: »Ich bin halt so gutmütig«, oder: »Es ist besser, allein zu bleiben, weil die Leute nicht gut genug für mich sind«, statt uns einzugestehen, daß wir eigentlich nur unfähig sind, Kontakte aufzunehmen. Schon allein deshalb, weil wir ehrlich sein müssen, um das richtige Mittel zu finden, ist die BBT nützlich und heilsam.

✘ *Beispiele: Man verhält sich immer so, wie es von einem verlangt wird, man ist anständig und moralisch einwandfrei. Genau genommen tut man dies aber vor allem aus Angst vor Kritik, Vorwürfen oder Verurteilung und nicht, weil man es selbst aus ganzem Herzen richtig findet. Die nach außen gelebte Anständigkeit ist nur anerzogen und aufgezwungen. Das Mittel hierfür ist* Pine. *Typisch an diesem »anständigen« Charakter ist die Angst vor Strafe oder Unheil, und das psychische Problem besteht darin, daß man sich nicht traut, so zu leben und zu sein, wie man man eigentlich ist. Damit verfehlt man mehr oder* weniger seinen eigentlichen Lebensweg, was wiederum Minderwertigkeitskomplexe, Depressionen usw. mit sich bringt. Besonders erschwerend kommt noch hinzu, daß man sich dies alles kaum einzugestehen wagt. (In dieser geistigen Haltung verlangt man übrigens von anderen die gleiche »Anständigkeit«.) Erst, wenn man – zum Beispiel mit Pine – innerlich so frei geworden ist, daß man so handeln kann, wie man es <u>vor sich selbst</u> verantworten kann und wie man eigentlich möchte, ist man fähig, sein eigenes und damit glückliches Leben zu führen.

Oder: Man drückt sich routinemäßig vor allen Problemen und hat sich dazu allerlei Ablenkungsmanöver und Täuschungen angewöhnt. Diese Verhaltensweise weist auf Agrimony hin. Wenn man es einnimmt, wird man fähiger, unangenehme Wahrheiten zu ertragen und notfalls auch auszusprechen, so daß man seine Probleme lösen kann.

Oder: Man meint oft, daß die Menschen, mit denen man – zum Beispiel im Beruf – zu tun hat, zu langsam seien, und man ärgert sich darüber so sehr, daß man nicht mehr mit ihnen zusammenarbeiten kann und damit auch den Kontakt zu ihnen verliert. Für diese Ungeduld und Hetzerei ist das Mittel Impatiens zuständig, das nicht nur einen beruhigenden Effekt hat, sondern auch die Erkenntnis fördert, daß nicht die anderen zu langsam, sondern man selbst zu schnell ist. Dadurch ändert sich auch ein Teil dss sozialen Verhaltens.

2. In welcher Hinsicht sollte ich mich noch weiterentwickeln und bessern?

(In welcher Hinsicht sollte der Mensch, dem ich helfen will, sich noch bessern?)

→ 5. Fragebogen

Mit dieser Frage geht man an das oben erwähnte Problem von einer anderen Seite heran, damit man möglichst nichts übersieht. Um sich bessern zu können, muß man sich zunächst seine Fehler, Schwächen und Unzulänglichkeiten ehrlich und schonungslos eingestehen.

IV. Die Lösung bestimmter Probleme

Unsere Probleme entstehen immer daraus, daß wir Wünsche, Erwartungen oder Vorstellungen haben, die nicht mit der Realität übereinstimmen. Dafür gibt es zwei Lösungsmöglichkeiten:

- entweder die Realität, die Umstände, die Menschen oder die Welt so zu verändern, daß sie genau so sind, wie wir sie gerne hätten,
- oder unsere eigene Haltung so zu ändern, daß sie mit der Realität übereinstimmt, daß wir also nur das wünschen, erwarten oder für richtig halten, was tatsächlich besteht oder eintritt.

Die BBT kann hierbei behilflich sein:

- indem sie entweder unsere persönlichen Fähigkeiten so entwickelt, daß wir die Realität ändern können. (Zum Beispiel kann sie uns helfen, unser Minderwertigkeits- oder Überforderungs- oder Schuldgefühl zu überwinden, so daß wir fähig werden, die Lebensumstände nach unseren Wünschen zu gestalten.)
- oder indem sie uns fähig macht, die unrealisierbaren Wünsche und die unrealistischen Vorstellungen aufzugeben.

Wenn uns klar ist, welches Problem wir lösen oder welches Ziel wir erreichen wollen, können wir uns fragen, inwieweit wir uns dabei selbst mit unseren Ängsten, Unfähigkeiten, Unklarheiten, Unarten oder Charakterfehlern im Wege stehen. Wir brauchen uns ja nur von jenen psychischen Schwächen oder Fehlern, die uns hindern, zu befreien, um ungehindert das erreichen zu können, was wir wollen. Natürlich darf das angestrebte Ziel nicht völlig unrealistisch sein, denn die BBT kann lediglich unser vorhandenes und angeborenes Potential entwickeln und verbessern, nicht aber einen von Grund auf anderen Menschen aus uns machen.

Die Frage für die Lösung bestimmter Problemen oder das Erreichen eines bestimmten Zieles lautet (die Antworten finden Sie im Fragebogen):

> **Worin besteht mein Problem und auf welchem Fehler von mir beruht es? Was ist mein Ziel, wie muß ich mich ändern, damit ich es erreichen kann?**
>
> (Worin besteht das Problem des Menschen, dem ich helfen will, und auf welchem Fehler von ihm beruht es? Was ist sein Ziel und wie muß er sich ändern, damit er es erreichen kann?

→ 5. Fragebogen

✘ *Beispiele: Man will eine Prüfung bestehen. Man ist aber nicht sicher, ob man es schaffen wird. Dann behandelt man prophylaktisch alle jene Eigenschaften, die den Erfolg in Frage stellen könnten, zum Beispiel die Angst mit* Mimulus, *die Konzentrationsschwäche mit* Scleranthus, Clematis *oder* White Chestnut, *das mangelnde Selbstvertrauen mit* Larch, *die Nervosität mit* Impatiens, *die Panik mit* Rock Rose, *das Überforderungsfühl mit* Hornbeam *etc.*
Oder: Man hat Probleme in der Partnerschaft. Da diese immer auch Ausdruck eigener Fehler und Unfähigkeiten sind, muß man primär bei sich den Hebel ansetzen, sei es um die Partnerschaft wieder zu »reparieren«, sei es, um sich aus ihr zu befreien. Im ersten Fall heißt die Frage: »Inwiefern zerstöre ich die Beziehung durch mein unpassendes oder krankhaftes Verhalten? Dann könnte man beispielsweise seine Eifersucht mit Holly *und/oder* Chicory *abbauen, das übertriebene und lästige Liebesbedürfnis mit* Chicory, *die Vorwurfs- und Jammerhaltung mit* Willow, *die Bindungsunfähigkeit mit* Water Violet, *die Unehrlichkeit mit* Agrimony, *die Sexualstörung mit* Crab Apple, Pine *und/oder* Rock Water, *die übertriebene Ängstlichkeit mit* Mimulus, *die Intoleranz mit* Beech *und/oder* Vine, *die Nachlässigkeit mit* Clematis, *die Ungeduld mit* Impatiens, *die Unfreundlichkeit mit* Holly, *die Unterwürfigkeit mit* Centaury, *die Launenhaftigkeit mit* Scleranthus, *die Pingeligkeit und Ordnungssucht mit* Crab Apple *und/oder* Vine, *die Trägheit mit* Wild Rose. *Im zweiten Fall fragt man sich: »Wieso schaffe ich es nicht, mich endlich aus der Beziehung zu befreien?« Dann kämen* Mimulus *und* Aspen *gegen die Angst,* Agrimony *gegen die Unfähigkeit, ehrlich zu sein,* Pine *gegen das schlechte Gewissen,* Centaury *gegen die Erpressbarkeit oder falsche Gutmütigkeit,* Cerato *gegen die Unselbständigkeit,* Chicory, Oak *und/oder* Vine *gegen die Unfähigkeit, loszulassen,* Gorse *gegen die Hoffnungslosigkeit,* Larch *gegen das mangelnde Selbstvertrauen,* Red Chestnut *gegen das übertriebene Mitleid,* Holly *und/oder* Willow *gegen die Aggressionen,* Scleranthus *gegen die Entscheidungsschwäche usw. in Frage.*

Mittelbestimmung
mit Hilfe der Fragebogen

(Anleitung siehe nächste Seite)

Einsatzgebiet	Fragestellung	Ergebnis – einzunehmende Mittel
Psychische Störung	1. Fragebogen (Zustand)	_____ _____ _____ _____ _____ _____ _____ _____
	2. Fragebogen (Ursache)	_____ _____ _____ _____ _____ _____ _____ _____
	4. Fragebogen (Eigenart)	_____ _____ _____ _____ _____ _____ _____ _____
Krankheit	3. Fragebogen (Reaktion)	_____ _____ _____ _____ _____ _____ _____ _____
	1. Fragebogen (Zustand)	_____ _____ _____ _____ _____ _____ _____ _____
	2. Fragebogen (Ursache)	_____ _____ _____ _____ _____ _____ _____ _____

Persönlich-	4. Fragebogen
keits-	(Eigenart)
entwicklung	
	5. Fragebogen
	(Fehler)

Problemlösung/	5. Fragebogen
Therapieziel	(Fehler)
Welches Problem/Ziel?	

Stellen Sie zunächst fest, welche Form der Therapie Sie durchführen wollen, also das Einsatzgebiet. In den entsprechenden Rahmen werden später die gefundenen Mittel eingetragen.

Lesen Sie dann die entsprechenden Fragebogen durch und notieren Sie sich die momentan zutreffenden Antworten.

(Bitte überprüfen Sie alle Mittel, die Sie mit Hilfe der Fragebogen gefunden haben, noch einmal anhand der genauen Beschreibungen, um Mißverständnisse auszuschließen.)

Übertragen Sie die gefundenen Mittel in den entsprechenden Rahmen des Auswertungsbogens. Es kann vorkommen, daß ein bestimmtes Mittel mehrmals auftaucht.

Wenn die Gesamtauswertung mehr als 8 Mittel ergibt, sondern Sie jene aus, die am wenigsten wichtig sind.

Nützlich ist es, die zwei bis drei wichtigsten Mittel – die also der schwersten und quälendsten Störung entsprechen – extra zu markieren, denn hier läßt sich der Therapieerfolg als erstes erkennen, und diese Mittel werden meist auch als erste überflüssig.

Die fünf Fragebögen

1. Fragebogen

Wie läßt sich mein momentaner psychischer Zustand oder mein Verhalten charakterisieren? Wie fühle ich mich, wie verhalte ich mich?

Die angebotenen Aussagen beschreiben jeweils verschiedene Aspekte des betreffenden Mittels; es brauchen nicht alle zuzutreffen – eine genügt. Therapeuten/innen können das Wort »ich« durch »er« oder »sie« oder »das Kind« ersetzen.

Für die Auswertung kann man die Antworten folgendermaßen einteilen:
1. typische Eigenart, seit langem bekannt
2. sehr eigenartig und auffallend
3. ganz besonders auffallend und im Vordergrund stehend – in letzter Zeit sehr verstärkt oder neu aufgetreten.

Je höher die Zahl, desto wichtiger ist das Symptom bzw. das zugehörige Mittel.

Agrimony
- Obwohl ich leide, gebe ich mich unbeschwert oder gut gelaunt.
- Ich bin künstlich oder unehrlich. Ich versuche, meine Umgebung zu täuschen.
- Ich will etwas Bestimmtes, das mir unangenehm ist, nicht wahrhaben oder zur Kenntnis nehmen.
- Ich weiche jedem Konflikt, jeder Auseinandersetzung und jeder unangenehmen Frage aus.
- Ich verdränge mein/e Problem/e.
- Ich will nicht auf meine Schwierigkeiten angesprochen werden.
- Ich brauche Ablenkungen, Alkohol oder Drogen, um meine persönlichen Probleme ertragen zu können.
- Ich bin verlegen oder verklemmt.
- Ich bin sehr verkrampft.

Aspen
- Ich leide unter unklaren oder unbegründeten Ängsten.
- Ich werde von bangen Gefühlen oder Ahnungen gequält.
- Mir ist so unheimlich zumute.
- Ich fühle mich irgendwie bedroht.

Beech
- Ich bin nörglerisch, kritiksüchtig oder intolerant.
- Ich vertrage vieles nicht.
- Ich habe eine starke Abneigung gegen bestimmte Menschen, Pflanzen, Tiere, Dinge usw.
- Ich gebe mich in einer übertriebenen Weise tolerant und positiv, weil ich nicht intolerant sein will.
- Ich bemühe mich sehr, alles von seiner positiven Seite zu sehen.

Centaury
- Ich kann nicht »nein« sagen.
- Ich bin sehr gehorsam, angepaßt oder sogar unterwürfig.
- Ich lasse mich herumkommandieren und bin beinahe in die Rolle eines braven Schulkindes geraten.
- Ich lasse mich schlecht behandeln und wage es nicht, mich dagegen zu wehren.
- Ich lasse mich ausnützen, verplanen oder erpressen.

Cerato
- Ich bin ziemlich verunsichert, weil ich nicht weiß, wie ich handeln oder mich verhalten soll.
- Ich brauche dringend einen guten Rat.
- Ich bin in die geistige Abhängigkeit von einem anderen Menschen geraten.
- Ich brauche oder suche jemanden, der mich anleitet und mir sagt, was ich tun soll.

Cherry Plum
- Ich werde sehr von meinen Gefühlen gequält.
- Ich kann mich kaum noch beherrschen.
- Ich befinde mich kurz vor dem »Ausflippen« oder Durchdrehen. Ich bin in einem Zustand, in dem ich für nichts mehr garantieren kann.
- Ich kann mich nicht mehr vernünftig verhalten.
- Ich fühle in mir den Drang, Selbstmord zu begehen, weil ich das alles nicht mehr aushalte!

Chestnut Bud
- Ich bin so unaufmerksam, daß ich mir nichts merken kann.
- Bei mir geht zur Zeit vieles zum einen Ohr hinein und zum anderen wieder hinaus.

Chicory
- Ich bin sehr liebesbedürftig, anhänglich und sogar anklammernd.
- Ich fühle mich nicht genügend geliebt.
- Ich möchte, daß meine Lieben bei mir sind.
- Ich bemitleide mich selbst, weil ich nicht genügend geliebt werde oder weil ich etwas, das ich gerne hätte, nicht bekomme.
- Ich leide unter starker Eifersucht, weil ein geliebter Mensch sich mir entzieht oder weil ich etwas, das mir viel bedeutet, zu verlieren fürchte.

Clematis
- Was hier und heute geschieht, interessiert mich nicht viel – ich bin mehr auf die Zukunft ausgerichtet.
- Ich bin wie benebelt oder betäubt.
- Ich komme nicht richtig zu mir.
- Ich bin ziemlich unordentlich oder unkonzentriert, weil ich in Gedanken dauernd woanders bin.
- Ich vernachlässige mich und/oder meine Angelegenheiten.
- Ich träume von (und hoffe auf) bessere/n Zeiten.
- Eigentlich sehne ich mich nach dem Tode.

Crab Apple
- Ich fühle mich unrein oder unschön.
- Ich habe das Gefühl, irgendwie vergiftet zu sein.
- Ich ekle mich.
- Ich brauche absolute Sauberkeit und/oder Ordnung, sonst gerate ich ganz durcheinander und beginne zu leiden.
- Ich bemühe mich sehr, alles genau durchzuplanen.

Elm
- Ich fühle mich akut überfordert und fürchte zu versagen.
- Gleich mache ich schlapp!
- Ich kann nicht mehr weiter!

Gentian
- Ich habe nicht genügend Kraft, um Widerstände zu überwinden.
- Ich bin innerlich darauf eingestellt, aufzugeben, wenn nicht alles reibungslos läuft.
- Ich konnte nicht mehr durchhalten, ich habe kapituliert.
- Die Schwierigkeiten, mit denen ich konfrontiert bin, entmutigen mich.
- Ich bin deprimiert, weil die Dinge nicht so laufen, wie ich es gerne hätte bzw. weil ich keinen Erfolg habe.
- Ich bin deprimiert, weil ich einen Rückfall in meine Krankheit erlitten habe bzw. der Heilungsprozeß zum Stillstand gekommen ist.

Gorse
- Ich bin pessimistisch, ich kann nicht an ein gutes Ende glauben.
- Ich habe keine Hoffnung mehr.
- Ich erwarte nichts mehr vom Leben.
- Ich habe das Gefühl, daß demnächst sowieso alles zu Ende ist.

Heather
- Ich kann nicht allein sein, ich brauche Gesellschaft.
- Ich habe ein ausgesprochenes Bedürfnis, mit anderen Menschen zu reden oder mich mitzuteilen.
- Ich spreche viel von mir, ich mache auf mich aufmerksam.
- Ich fühle mich abgelehnt oder ausgestoßen.
- Ich bin sehr eitel, ich gebe gerne an.
- Ich habe ein dringendes Bedürfnis nach Lob und Anerkennung.

Holly
- Ich kann jetzt einfach nicht freundlich sein!
- Ich bin sehr negativ gestimmt (z. B. ärgerlich, gereizt, unfreundlich, gehässig, neidisch oder eifersüchtig).
- Mich ärgert die Fliege an der Wand.

Honeysuckle
- Ich bin sehr traurig.
- Ich habe etwas verloren, das mir viel bedeutet hat (z. B. einen Menschen, einen Besitz, einen Status, mein Zuhause) und komme nicht darüber hinweg.
- Ich denke voll Wehmut an die vergangenen Zeiten und kann nicht glauben, daß es wieder so schön wie früher werden kann.
- Ich habe starkes Heimweh.
- Ich bin zur Zeit sehr sentimental.

Hornbeam
- Ich fühle mich (von meinem Leben allgemein oder von einer bestimmten Aufgabe) überfordert.
- Ich bin schon im voraus gestreßt, wenn ich nur an eine bestimmte Arbeit oder Leistung denke.
- Eine bestimmte Aufgabe steht wie ein Berg vor mir.
- Ich würde mich am liebsten vor etwas, das mir zu schwer erscheint, drücken – zum Beispiel mit Hilfe einer Krankheit.

Impatiens
- Ich bin sehr ungeduldig und nervös.
- Ich hetze mich selbst und versuche, so schnell wie möglich fertig zu werden.
- Ich kann mich nicht auf den Rhythmus langsamer Menschen einstellen.
- Es geht mir alles zu langsam! Ich bin sehr unruhig.
- Ich leide unter Juckreiz.

Larch
- Ich fühle mich anderen unterlegen.
- Ich halte mich für weniger fähig, wertvoll, schön, intelligent, vornehm o.ä. als andere.
- Ich bin nichts und kann nichts.
- Ich habe einen Minderwertigkeitskomplex.
- Ich traue mir zu wenig zu, ich zweifle an meinen Fähigkeiten.
- Ich halte mich bescheiden und schüchtern im Hintergrund, weil ich zu wenig Selbstbewußtsein habe.

Mimulus
- Ich fürchte mich vor etwas oder jemandem.
- Ich bin momentan sehr ängstlich.

Mustard
- Ich kann mich zur Zeit über nichts freuen.
- Ich bin ausgesprochen lustlos, niedergeschlagen oder schwermütig.
- Ich habe Depressionen und weiß nicht, warum.

Oak
- Ich habe mich in etwas verbissen und kann nicht mehr loslassen.
- Ich bin zur Zeit ausgesprochen stur, kompromißlos und unnachgiebig.
- Ich ärgere mich sehr über meine Krankheit, weil sie mich behindert.

- Ich bin gestreßt, weil ich mich zu sehr in eine Arbeit oder einen Plan verrannt habe.
- Ich kann jetzt einfach nicht nachgeben oder aufgeben!
- Ich bin sehr unzufrieden, weil ich in der Ausführung meiner Pläne behindert werde.

Olive

- Ich bin sehr müde.
- Ich bin ausgepumpt und erschöpft.
- Ich habe keine Kraft für mein tägliches Leben.

Pine

- Ich habe ein schlechtes Gewissen.
- Ich leide sehr unter Schuldgefühlen.
- Ich fürchte, daß mein Verhalten Strafe oder irgendein Unheil nach sich ziehen wird.
- Ich mache mir Vorwürfe, ich beschuldige oder verurteile mich selbst.
- Ich halte mich für schlecht (z. B für eine schl. Mutter, einen schl. Vater, einen schl. Sohn, eine schl. Tochter, einen schl. Christen o. ä.)
- Ich bin übergenau und perfektionistisch, weil ich nicht kritisiert werden möchte.
- Ich habe Probleme mit der Sexualität, weil sie mir irgendwie unmoralisch oder unanständig erscheint.

Red Chestnut

- Ich mache mir sehr viele Sorgen um das Wohl eines anderen Menschen (z. B. mein Kind, meine/n Partner/in, meine Eltern o. ä.).
- Ich leide stark darunter, daß es einem bestimmten Menschen (z. B. meinem Kind, meinem/r Partner/in, meinen Eltern, meinen Patienten o. ä.) oder Tier schlecht geht.

Rock Rose

- Ich »rotiere« innerlich, ich befinde mich in Panik.
- Ich habe die Ruhe und den Überblick verloren.
- Ich kann auf einmal keinen klaren Gedanken mehr fassen, mein Kopf ist wie leer.
- Ich leide unter starker, panischer Angst.
- Ich bin vor Schreck wie erstarrt.

Rock Water
- Ich bin sehr diszipliniert und/oder beherrsche mich stark.
- Ich bin streng oder hart zu mir selbst.
- Ich gönne mir – wenn überhaupt – nur sehr wenig Vergnügen oder Luxus.
- Ich halte mich genau an die Grenzen, die ich mir gesetzt habe.
- Es fällt mir schwer, mich einfach gehen zu lassen.
- Ich bemühe mich, anderen ein Vorbild zu sein.

Scleranthus
- Ich bin total unentschieden.
- Ich bin zur Zeit sehr launisch oder innerlich hin- und hergerissen.
- Ich sollte eine Entscheidung treffen und kann es nicht, weil mir einmal dies und ein andermal jenes richtiger erscheint.
- Ich bin momentan zu leicht abzulenken.
- Ich leide unter ständig wechselnden Beschwerden.

Star of Bethlehem
- Ich bin sehr schockiert.
- Ich bin seelisch verletzt.
- Ich komme über ein bestimmtes, erschütterndes Erlebnis nicht hinweg.
- Ich bin sehr unglücklich über meine derzeitige Lebenssituation.
- Ich leide, weil ich an meinem »wunden Punkt« berührt worden bin.

Sweet Chestnut
- Ich bin verzweifelt, ich weiß nicht mehr weiter.

Vervain
- Ich bin momentan überaktiv, ich stehe unter Volldampf.
- Ich bin vor Begeisterung total aus dem Häuschen.
- Ich möchte andere an meinen Erkenntnissen teilhaben lassen.
- Ich habe eine manische Phase.
- Ich bin sehr gestreßt, weil ich mich zu stark engagiert habe.
- Ich habe den Drang, ständig irgendwo etwas zu verbessern, und kann es nicht lassen, ungebetene Ratschläge zu geben.

Vine
- Ich kann es nicht vertragen, wenn man mir widerspricht oder meine Anordnungen nicht ausführt.
- Ich muß meinen Willen durchsetzen!

- Ich muß jetzt einfach die Führung übernehmen.
- Ich verspüre den Drang, Ordnung zu schaffen und anderen Menschen zu sagen, was sie tun sollen.
- Ich bin momentan sehr intolerant.

Walnut
- Ich lasse mich momentan zu stark beeinflussen.
- Ich brauche jetzt ein dickeres Fell.
- Ich bin dabei, mein Leben neu zu gestalten und brauche dafür Klarheit und Konsequenz.
- Ich befinde mich momentan in einer wichtigen körperlichen Umstellungsphase (z. B. Pubertät, Klimakterium o. ä.)

Water Violet
- Ich bin momentan unfähig, neue Kontakte zu knüpfen oder auf andere Menschen zuzugehen.
- Ich ziehe mich zurück, ich bin verschlossen und/oder schweigsam.
- Andere Menschen gehen mir auf die Nerven, ich will meine Ruhe.
- Ich will mir nicht helfen lassen.
- Ich leide momentan unter einem übermächtigen Freiheitsbedürfnis.
- Ich fühle mich beengt, bedrängt und/oder verfolgt.

White Chestnut
- Ich kann geistig nicht abschalten.
- Ich werde dauernd von bestimmten unangenehmen Gedanken oder Vorstellungen verfolgt.
- Ich leide unter Schlafstörungen, weil mein Geist nicht zur Ruhe kommt.
- Mein Denken kreist – gegen meinen Willen – nur um ein einziges Thema, so daß ich mich auf nichts anderes konzentrieren kann.

Wild Oat
- Ich bin frustriert oder deprimiert, weil ich nicht weiß, was ich tun soll, oder weil mein Leben keinen richtigen Sinn hat.
- Ich weiß nicht, was ich tun soll, ich habe kein klares Ziel und kein sinnvolles Konzept.

Wild Rose
- Ich kann mich einfach zu nichts aufraffen.
- Das Leben interessiert mich wenig, ich lasse mich einfach treiben.
- Ich habe »null Bock auf nichts«.

Willow

- Ich bin sauer!
- Ich fühle mich ungerecht behandelt.
- Ich bin beleidigt oder verbittert.
- Ich kann nicht verzeihen und vergessen, was mir angetan wurde.
- Ich kann mich nicht damit abfinden, daß die Dinge anders gekommen sind, als ich wollte oder erwartete.
- Ich hadere mit dem Schicksal.

2. Fragebogen

Gibt es ein besonderes, belastendes Ereignis, das den derzeitigen unnormalen Zustand hervorgerufen hat?

Warum oder wodurch bin ich in diesen Zustand gekommen oder krank geworden?

Die angebotenen Aussagen beschreiben jeweils verschiedene Aspekte des betreffenden Mittels; es brauchen nicht alle zuzutreffen – eine genügt. Therapeuten/innen können das Wort »ich« durch »er« oder »sie« oder »das Kind« ersetzen.

Agrimony
- Weil ich mich zu stark verkrampft habe (z. B. aus Überempfindlichkeit oder Feigheit oder weil ich etwas nicht wahrhaben oder zugeben wollte).
- Weil ich unter starker innerer Qual gelitten habe, die ich nach außen verborgen habe.
- Weil ich die Wahrheit bzw. mein Problem verdrängt habe.
- Weil ich süchtig auf Alkohol, Drogen oder Medikamente bin, um das Leben ertragen zu können.

Aspen
- Weil ich unter grundlosen und unvernünftigen Ängsten gelitten habe oder leide.

Beech
- Weil ich gegen etwas allergisch war oder bin (körperlich oder psychisch).

Centaury
- Weil ich erpreßt wurde oder mich zu sehr einschüchtern ließ.

Cherry Plum
- Weil ich mich sehr aufgeregt oder unter starkem Gefühlsdruck gestanden habe.
- Weil ich eine Kurzschlußhandlung begangen oder durchgedreht habe.

Cerato
- Weil ich nicht wußte, wie ich handeln sollte, und niemanden hatte, der mich anleitete oder mir half.

Chestnut Bud
- Weil ich nichts aus meinen schlechten Erfahrungen gelernt und einen bestimmten Fehler erneut gemacht habe.

Chicory
- Weil ich mich sehr ungeliebt fühlte oder zu wenig Zuwendung bekam.
- Weil ich sehr eifersüchtig war.

Clematis
- Weil ich mich zu sehr vernachlässigt habe.
- Weil ich eigentlich kein Interesse mehr am Leben habe und/oder mich nach dem Tode sehne.

Crab Apple
- Weil ich mit etwas sehr Ekligem zu tun hatte.
- Weil ich mich beschmutzt gefühlt habe.
- Weil meine Ordnung zusammengebrochen war.
- Weil Chaos herrschte und ich nicht mehr wußte, woran ich mich halten sollte.

Elm
- Weil ich akut überfordert oder am Zusammenbrechen war.

Gentian
- Weil ich wegen bestimmter Probleme oder Mißerfolge sehr deprimiert war.
- Weil ich nicht genügend Durchhaltekraft hatte.
- Weil ich an den Problemen, die sich mir in den Weg gestellt haben, gescheitert bin.

Gorse
- Weil ich ohne Hoffnung war oder bin.
- Weil ich mit dem Leben abgeschlossen hatte oder habe.
- Weil ich resigniert und nichts mehr für mich getan habe.

Heather
- Weil ich mich abgelehnt, ausgelacht oder gedemütigt fühlte.
- Weil ich allein sein mußte oder aus der Gemeinschaft ausgeschlossen wurde.
- Weil ich mich sehr blamiert habe.
- Weil ich mich mit jemandem verstritten habe.

Holly
- Weil ich mich sehr geärgert habe.
- Weil ich immer so gereizt bin.
- Weil ich unter starken negativen Gefühlen gelitten habe (z. B. Wut, Eifersucht, Neid usw.).

Honeysuckle
- Weil ich so traurig bin.
- Weil ich einen schweren Verlust erlitten habe, über den ich nicht hinwegkommen kann.
- Weil ich sehr unter Heimweh oder Sehnsucht gelitten habe.

Hornbeam
- Weil mir mein Leben oder eine bestimmte Aufgabe zu schwer erscheint.
- Weil ich mich dadurch vor einer Aufgabe oder Arbeit drücken konnte.

Impatiens
- Weil ich sehr ungeduldig, gehetzt oder nervös war oder bin.

Larch
- Weil ich mich minderwertig oder unterlegen gefühlt habe.
- Weil ich mir zu wenig zugetraut habe.

Mimulus
- Weil ich mich sehr gefürchtet habe.
- Weil ich sehr ängstlich bin.

Mustard
- Weil ich sehr bedrückt oder niedergeschlagen war oder bin.
- Weil ich unter Depressionen litt oder leide.
- Weil ich keine Freude am Leben habe.

Oak
- Weil ich zu verbissen und unnachgiebig war oder bin.
- Weil ich aus Sturheit oder Ehrgeiz bis an die Zerreißgrenze gegangen bin.

Olive
- Weil ich total erschöpft war oder bin.

Pine
- Weil ich unter Schuldgefühlen gelitten bzw. mich selbst verurteilt habe.
- Weil man mir Vorwürfe gemacht hat.
- Weil ich mich sehr vor Strafe gefürchtet habe.
- Weil ich mich unanständig oder unmoralisch gefühlt habe oder fühle.

Red Chestnut
- Weil ich mir schwere Sorgen um jemanden gemacht habe oder mache.
- Weil mich das Leiden eines anderen Menschen oder eines Tieres zu sehr mitgenommen hat.

Rock Rose
- Weil ich sehr (»zu Tode«) erschrocken war.
- Weil ich panische Angst hatte.

Rock Water
- Weil ich mich zu etwas gezwungen habe, was ich eigentlich nicht wollte.
- Weil ich mich selbst zu sehr unterdrückt, diszipliniert oder kasteit habe.
- Weil ich zu streng zu mir selbst war oder bin.
- Weil ich mir zu wenig gönne.
- Weil ich zu wenig auf meine körperlichen Bedürfnisse geachtet habe.

Scleranthus
- Weil ich zu labil und launisch war bzw. bin.
- Weil ich unfähig war, eine wichtige Entscheidung zu treffen.

Star of Bethlehem
- Weil ich mich mit einer unerfreulichen oder erschütternden Situation nicht abfinden konnte.
- Weil ich zu schockiert war.

Sweet Chestnut
- Weil ich sehr verzweifelt war und nicht mehr weiterwußte.

Vervain
- Weil ich mich übertrieben eingesetzt hatte und dadurch unter zu starken Streß geraten war.
- Weil ich zu begeistert war.

Vine
- Weil ich meinen Willen nicht durchsetzen konnte.
- Weil ich mich unterordnen mußte oder zum Gehorsam gezwungen wurde.

Walnut
- Weil ich unter einen schlechten oder schädlichen Einfluß geraten bin.
- Weil ich in einer wichtigen körperlichen oder geistigen Umstellungsphase zu sehr irritiert wurde.
- Weil ich meinen eigenen inneren Rhythmus verloren hatte oder habe.

Water Violet
- Weil ich meine Freiheit verloren habe.
- Weil ich nicht so leben durfte bzw. darf, wie es für mich richtig ist.
- Weil ich etwas tun mußte, was mir nicht lag bzw. liegt.
- Weil ich in die Isolation geraten war und keinen Kontakt mehr zu anderen Menschen herstellen konnte.

White Chestnut
- Weil ich geistig nicht mehr abschalten konnte.
- Weil ich von unerfreulichen Gedanken oder Vorstellungen verfolgt wurde.

Wild Oat
- Weil ich keinen Sinn im Leben sah bzw. sehe.
- Weil ich überhaupt nicht weiß, was ich tun soll.

Wild Rose
- Weil ich total antriebslos war bzw. bin.

Willow
- Weil ich mich ungerecht behandelt fühlte.
- Weil ich sehr beleidigt oder verbittert war.

3. Fragebogen

Wie reagiere ich auf meine Krankheit?

Die angebotenen Aussagen beschreiben jeweils verschiedene Aspekte des betreffenden Mittels; es brauchen nicht alle zuzutreffen – eine genügt. Therapeuten/innen können das Wort »ich« durch »er« oder »sie« oder »das Kind« ersetzen.

Für die Auswertung empfiehlt es sich, die Antworten folgendermaßen einzuteilen:
1. ganz besonders auffallend und im Vordergrund stehend.
2. auffallend

Wenn mehrere Feststellungen zutreffen, sollten bevorzugt die mit »1.« klassifizierten Mittel eingesetzt werden. Sobald diese nicht mehr deutlich zutreffen (das kann schon nach wenigen Tagen eintreten), muß auf das/die dann in den Vordergrund tretende/n Mittel übergegangen werden.

Agrimony
- Ich tue, als sei alles in Ordnung, obwohl ich leide.
- Ich verberge mein Leiden, weil ich nicht darauf angesprochen werden will.
- Ich verdränge meine Krankheit, ich will sie nicht wahrhaben.

Aspen
- Ich befürchte, sehr krank zu sein, ohne es beweisen oder richtig erklären zu können.
- Ich empfinde meine Krankheit als unheimlich und bedrohlich.

Beech
- Ich kann meine Krankheit nicht akzeptieren, weil sie ganz und gar nicht in meine Vorstellungen passt.
- Ich bemühe mich sehr, in meinem Leiden etwas Positives zu sehen.

Centaury
- Ich wehre mich nicht gegen die Krankheit, ich akzeptiere sie klaglos.
- Ich lasse mich zu einer Therapie drängen, die ich eigentlich nicht möchte.

Cerato
- Ich bin total verunsichert und weiß nicht wie ich reagieren soll; deshalb suche ich den Rat und die Meinung anderer.
- Ich lasse mich gewissermaßen von den Therapeuten entmündigen und befolge kritiklos ihre Vorschläge.

Cherry Plum
- Ich bin ganz außer mir und fürchte, durchzudrehen oder verrückt zu werden.
- Ich bin sehr aufgewühlt, ich bin total durcheinander.
- Ich verspüre den Drang, mich umzubringen, weil ich es nicht mehr aushalte.

Chestnut Bud
- Trotz meiner Krankheit mache ich bestimmte, schädliche Fehler immer wieder.

Chicory
- Ich bin sehr hilfe- oder trostbedürftig geworden.
- Ich tue mir selbst sehr leid.

Clematis
- Ich kümmere mich nicht um meine Krankheit, obwohl sie vielleicht gefährlich ist.
- Meine Krankheit interessiert mich nicht besonders.
- Ich gebe mir keine besondere Mühe, wieder gesund zu werden.
- Ich fürchte mich nicht vor dem Tod. Eigentlich sehne ich mich sogar ein bißchen nach ihm.

Crab Apple
- Ich empfinde meine Krankheit als etwas Unreines.
- Ich bin ängstlich darauf bedacht, meine Krankheit (selbst wenn es nur eine kleine Störung ist) möglichst schnell wieder loszuwerden und bin schnell verzagt, wenn es dabei keine Fortschritte gibt.
- Ich bin sehr hypochondrisch geworden.
- Ich bewerte meine Krankheit subjektiv schlimmer, als sie es vielleicht objektiv ist.

Elm
- Ich fühle mich von meiner Krankheit wie überfallen und überwältigt.

- Ich empfinde die Krankheitsbelastung als übermenschlich und fürchte, ihr nicht mehr gewachsen zu sein.

Gentian
- Ich werde bei jeder kleinen Schwierigkeit, jedem Stillstand oder jedem Rückfall im Genesungsprozeß entmutigt und deprimiert.
- Ich brauche immer wieder Zuspruch und Ermutigung, um durchzuhalten.

Gorse
- Ich kann nicht an eine Besserung oder Heilung glauben
- Ich rechne mit dem Schlimmsten.
- Ich betrachte meine Krankheit als den Anfang vom Ende.
- Ich versuche zwar irgendwelche Therapien, glaube aber eigentlich nicht, daß sie mir helfen werden.

Heather
- Ich möchte gerne gefragt werden, wie es mir geht.
- Ich genieße die Aufmerksamkeit und Zuwendung, die mir meine Krankheit einbringt.
- Ich habe das Bedürfnis, dauernd über meine Krankheit zu sprechen.

Holly
- Ich ärgere mich sehr über meine Krankheit.

Honeysuckle
- Ich bin sehr traurig darüber, daß ich meine Gesundheit verloren habe.
- Ich muß immer an die Zeit denken, in der ich noch gesund war.

Hornbeam
- Ich meine, nicht genügend (seelische / körperliche) Kraft zur Überwindung meiner Krankheit zu haben.
- Ich fühle mich von der evtl. nötigen Therapie überfordert.

Impatiens
- Ich bin sehr ungeduldig und versuche alles, um so schnell wie möglich wieder gesund zu werden.
- Ich finde keine Ruhe und kann mich nicht meinem inneren Heilungsrhythmus überlassen.

Larch
- Ich fühle mich wegen meiner Krankheit minderwertig.
- Die Krankheit hat mein Selbstvertrauen untergraben.
- Ich halte mich nicht für stark oder intelligent genug, um das für die Heilung Notwendige (z. B. eine bestimmte Therapie) tun zu können.

Mimulus
- Ich fürchte mich vor der Krankheit und ihren möglichen Folgen.

Mustard
- Ich bin durch meine Krankheit depressiv geworden.

Oak
- Ich gebe mir größte Mühe, um wieder gesund zu werden.
- Ich gebe nicht auf, auch wenn die Lage hoffnungslos erscheint.
- Ich bin sehr frustriert, weil ich durch die Krankheit bei meiner Arbeit oder meinen Aufgaben behindert werde.
- Ich betrachte meine Krankheit als Herausforderung.

Olive
- Ich bin durch meine Krankheit total erschöpft.
- Ich fühle, daß ich keine Kraft mehr habe, um weiterzukämpfen.

Pine
- Ich empfinde meine Krankheit als (verdiente) Strafe.
- Ich mache mir Vorwürfe, weil ich krank bin.

Red Chestnut
- Ich mache mir im Zusammenhang mit meiner Krankheit mehr Sorgen um andere als um mich selbst.

Rock Rose
- Ich habe meine innere Gelassenheit verloren und drehe innerlich »auf Hochtouren«.
- Ich bin zutiefst erschrocken.
- Die Krankheit macht mir panische Angst.

Rock Water
- Ich tue nichts, was mir irgendwie schaden könnte.
- Ich versuche, durch strenge Disziplin, Diät oder andere Maßnahmen, wieder gesund zu werden.

- Ich erlaube mir nicht die kleinste Nachlässigkeit bei der Medikamenten-Einnahme.
- Ich möchte in meiner Krankheit anderen ein Vorbild sein.

Scleranthus
- Ich kann mich nicht für ein bestimmtes Verhalten oder eine Therapie entscheiden, weil mir einmal dies und ein andermal jenes richtiger erscheint.

Star of Bethlehem
- Ich bin wegen meiner Krankheit sehr schockiert.
- Ich bin wegen meiner Krankheit sehr unglücklich.

Sweet Chestnut
- Ich bin wegen meiner Krankheit verzweifelt.
- Ich kann die Krankheitssituation nicht mehr aushalten, sie überfordert meine seelische Kraft.

Vervain
- Ich weiß ganz genau, welche therapeutischen Maßnahmen ich will.
- Ich lasse mich durch meine Krankheit von meinen Plänen und Projekten nicht abhalten.

Vine
- Ich bin zwar ziemlich krank, bleibe aber doch weiterhin der/die Chef/Chefin und sorge dafür, daß alles so geschieht, wie ich es für richtig halte.

Walnut
- Ich werde durch meine Krankheit von meinem eigenen Weg abgebracht oder aus dem Geleise geworfen.
- Ich bin durch meine Krankheit zu beeinflußbar geworden.

Water Violet
- Ich lasse mir nicht helfen und versuche, allein mit der Krankheit zurechtzukommen.
- Ich brauche keinen Trost und will kein Mitleid.
- Meine Krankheit ist meine Privatsache.
- Ich ziehe mich zurück.
- Ich will nicht gefragt werden, wie es mir geht.

White Chestnut
- Ich kann an kaum etwas anderes als an meine Krankheit denken.

Wild Oat
- Ich kann in meiner Krankheit keinerlei Sinn entdecken.
- Ich weiß nicht, wie ich mit meiner Krankheit umgehen und wie ich auf sie reagieren soll.

Wild Rose
- Ich finde mich resigniert und widerstandslos mit der Krankheit ab.
- Ich kann mich nicht dazu aufraffen, etwas zur Überwindung der Krankheit zu unternehmen.
- Meine Krankheit erschüttert mich nicht besonders, denn mir ist sowieso alles egal.

Willow
- Ich kann meine Krankheit nicht akzeptieren – ich finde, daß ich sie nicht verdient habe.
- Ich bin wegen meiner Krankheit verbittert und hadere mit meinem Schicksal oder mit Gott (oder den Ärzten).

4. Fragebogen

Was sind meine typischen Eigenarten und Verhaltensweisen?

Gibt es eine spezielle Eigenschaft an mir, die die tiefere Ursache für den momentanen, unnormalen Zustand sein könnte?

Die angebotenen Aussagen beschreiben jeweils verschiedene Aspekte des betreffenden Mittels; es brauchen nicht alle zuzutreffen – eine genügt. Therapeuten/innen können das Wort »ich« durch »er« oder »sie« oder »das Kind« ersetzen.

Für die Auswertung empfiehlt es sich, die Antworten folgendermaßen einzuteilen:
1. ja, ganz typisch
2. ja, stimmt auch

Mittel aus der Kategorie 1. sind wichtiger als Mittel aus der Kategorie 2.

Bitte beachten:
Dieser Fragebogen kann Ihnen nur eine relativ oberflächliche Orientierung geben. Um die für Sie besonders typischen Mittel feststellen zu können, sollten Sie unbedingt die genauen Beschreibungen jener Mittel, die Sie hier finden, im ersten Teil dieses Buches nachlesen.

Agrimony
- Ich zeige meine Probleme und Ängste nicht gern, sondern verberge sie hinter gespielter Sorglosigkeit oder Sicherheit.
- Ich fürchte mich vor Unannehmlichkeiten (und Leiden) jeder Art.
- Ich kann Streit und Konflikte nicht ertragen.
- Ich weiche Problemen und Konfliktsituationen aus, wo ich kann.
- Ich habe mir angewöhnt, Unangenehmes zu verdrängen.
- Es fällt mir schwer, natürlich, offen und spontan zu sein.
- Ich bin schnell (oder oft) verlegen oder gehemmt.

- Ich tendiere dazu, meine Probleme und Ängste mit Alkohol, Psychopharmaka oder Drogen erträglich zu machen.
- Ich leide oft unter Verkrampfungen oder Verspannungen.

Aspen

- Ich leide oft unter unbegründeten und unverständlichen Ängsten.
- Ich leide oft unter ängstlichen Ahnungen oder unheimlichen Gefühlen.
- Ich leide unter unerklärlicher Angst, wenn mich etwas Unbekanntes oder Neues erwartet.
- Untergründig fürchte ich mich dauernd vor irgendeinem Unheil.
- Ich bin sehr abergläubisch.

Beech

- Es gibt vieles, was ich einfach nicht vertragen kann.
- Ich weiß immer sofort genau, ob etwas richtig oder gut ist.
- Ich kann vieles in meiner Umgebung oder an anderen Menschen nicht ausstehen oder gutheißen.
- Ich neige zu Kritik und Intoleranz, wobei ich oft von mir auf andere schließe.
- Ich bemühe mich sehr, nicht intolerant zu sein und in allem etwas Gutes zu sehen.

Centaury

- Ich bin sehr gutmütig und nachgiebig.
- Ich lasse mich oft ausnützen oder erpressen.
- Ich passe mich immer an.
- Es fällt mir schwer, »nein« zu sagen oder etwas für mich zu fordern. Ich bin eher auf Verzicht eingestellt.
- Ich neige dazu, mich Autoritätspersonen oder Stärkeren zu unterwerfen, weil sie mir irgendwie Angst machen.
- Ich war schon als Kind sehr gehorsam und lasse mich auch heute noch oft herumkommandieren.

Cerato

- Ich bin ziemlich unselbständig und richte mich meist nach der Meinung anderer.
- Ich leide häufig unter Unsicherheit und brauche dann einen guten Rat.
- Ich bin sehr unsicher, wenn ich auf mich selbst gestellt bin, und fürchte mich davor, Fehler zu machen.

- Ich brauche jemanden, der mich berät oder führt. Ich brauche eine/n Lebensberater/in oder Guru.
- Ich lege großen Wert auf die Meinung meiner Freunde oder Verwandten.

Cherry Plum

- Mein Problem ist mein Gefühlsleben.
- Ich fühle sehr intensiv und kann mich oft nicht beherrschen.
- Manchmal werde ich richtig hysterisch.
- Ich bin oft gefühlsmäßig ganz durcheinander.
- Ich neige zu Kurzschlußhandlungen.
- Manchmal ist meine innere Qual so groß, daß ich mir am liebsten das Leben nehmen würde.

Chestnut Bud

- Das Lernen fällt mir schwer.
- Ich mache immer wieder dieselben Fehler, weil ich zu unaufmerksam bin.
- Ich gerate immer wieder in die gleichen Schwierigkeiten.
- Mein Leben ist im Grunde eine ständige Wiederholung des gleichen Problemes.
- Ich bin nicht reif und erfahren genug.

Chicory

- Enge Gefühlsbeziehungen sind das wichtigste für mich.
- Ich helfe gern anderen Menschen, erwarte aber dafür ihre Dankbarkeit.
- Es trifft mich schwer, wenn sich jemand als undankbar erweist.
- Es fällt mir schwer, etwas, das ich besitze, herzugeben.
- Ich bin sehr frustriert oder falle in Selbstmitleid, wenn ich nicht bekomme, was ich dringend möchte.
- Ich neige dazu, Menschen, an denen ich hänge, an mich zu binden.

Clematis

- Ich kann mich oft nicht richtig auf das konzentrieren, was ich gerade tue, weil meine Gedanken davonwandern.
- Ich träume oft in den Tag hinein oder warte auf bessere Zeiten.
- Ich bin kein Realist und gebe mich oft Illusionen und Hoffnungen hin.
- Ich bin oft unordentlich und unpünktlich.
- Ich bin oft in Gedanken versunken und vergesse darüber meine Pflichten oder den Alltag.
- Ich fühle mich oft wie benebelt oder betäubt.
- Ich verspüre manchmal Sehnsucht nach dem Tod.

Crab Apple

- Ich kann Schmutz oder Unordnung bei mir und anderen Menschen nicht ausstehen.
- Ich ekle mich leicht.
- Ich fürchte mich davor, unrein zu sein oder zu werden.
- Ich finde mich nicht schön und lehne mich selbst ab.
- Ich brauche strenge Ordnung und eine klare Linie.
- Ich halte mich immer genau an Anweisungen und Vorschriften.
- Ich versuche, alles perfekt zu machen, weil ich Ungenauigkeit und Schludrigkeit hasse.
- Ich habe Probleme mit der Sexualität, weil ich sie irgendwie als schmutzig oder eklig empfinde.

Elm

- Ich gerate immer wieder an meine Leistungsgrenze.
- Ich übernehme mich oft.
- Wenn es mir gut geht, lade ich mir immer zu viel Arbeit auf.
- Meine Leistungsfähigkeit ist ungenügend.

Gentian

- Ich hasse Probleme und Schwierigkeiten.
- Ich bin keine Durchhalte-Typ, ich habe keinen starken Willen. Wenn es schwierig wird, gebe ich auf.
- Ich bin immer schnell entmutigt.
- Ich gehe am liebsten den Weg des geringsten Widerstandes.
- Ich bin oft deprimiert, weil ich keinen Erfolg habe.

Gorse

- Im Grunde meines Wesens bin ich pessimistisch.
- Ich rechne immer gleich mit dem Schlimmsten.
- Ich erwarte nichts Positives von der Zukunft.
- Eigentlich habe ich mit meinem Leben abgeschlossen.

Heather

- Ich spreche gern über mich – das tut mir gut.
- Ich kann es nicht ertragen, wenn man mich übergeht oder nicht beachtet.
- Ich fürchte mich immer irgendwie vor Blamage oder Demütigung.
- Ich kann nicht allein sein.
- Ich achte darauf, beliebt und anerkannt zu sein, weil dies sehr wichtig für mich ist.

- Ich fühle mich schnell abgelehnt oder ausgestoßen, wenn man mich nicht beachtet.

Holly

- Ich bin schnell gereizt, verärgert oder wütend.
- Ich neige zu Mißtrauen und Eifersucht.
- Ich kann meine Aggressionen oft nicht im Zaume halten.
- Ich kann mich oft nicht gegen meine lieblosen oder häßlichen Gedanken oder Gefühle wehren.

Honeysuckle

- Ich bin oft traurig, weil es nicht mehr so schön ist wie früher.
- Ich mag es nicht, wenn etwas zu Ende geht.
- Ich leide oft unter Heimweh oder Sehnsucht.
- Ich bin von Natur aus ausgesprochen sentimental.
- Wenn ich einen Verlust erleide, verfalle ich in tiefe Trauer.
- Ich kann mich nicht von meinen schönen Erinnerungen losreißen, sie gehen mir nicht aus dem Kopf.

Hornbeam

- Ich fühle mich von den Aufgaben meines täglichen Lebens überfordert.
- Ich neige dazu, bestimmte Aufgaben oder Arbeiten von vornherein schwerer einzuschätzen, als sie dann tatsächlich sind.
- Ich bin lustlos, mutlos und erschöpft, weil mir alles zuviel ist.
- Ich empfinde mein Leben als schwer. Es steht wie ein Berg vor mir.

Impatiens

- Ich bin oft ungeduldig, getrieben oder kribbelig.
- Bei mir muß alles »ruck-zuck« gehen und sofort erledigt sein!
- Ich werde bei jeder Verzögerung sofort unruhig oder gereizt.
- Am liebsten erledige ich alles allein, weil mir die anderen zu langsam sind.

Larch

- Ich meine oft, daß andere Menschen mir überlegen sind – zum Beispiel an Beliebtheit, Bedeutung, Intelligenz, Fähigkeiten oder Schönheit.
- Ich leide unter Minderwertigkeitsgefühlen.
- Ich traue mir oft zu wenig zu und fürchte immer zu versagen.
- In Gegenwart von Menschen mit starkem Selbstvertrauen halte ich immer den Mund und fühle mich klein und unbedeutend.

Mimulus
- Ich bin ziemlich ängstlich veranlagt.
- Ich habe oft Angst vor bestimmten Situationen oder Menschen.
- Ich kann nicht unbekümmert oder dreist handeln, weil ich zu dünnhäutig und empfindlich bin.

Mustard
- Ich bin oft lustlos, miesepetrig, verstimmt oder schlecht gelaunt.
- Ich bin oft niedergeschlagen, bedrückt, schwermütig oder depressiv.
- Ich habe oft überhaupt keine Freude am Leben.
- Ich fühle mich manchmal wie von einer schwarzen Wolke eingehüllt.

Oak
- Es fällt mir schwer, aufzugeben oder nachzugeben.
- Ich bin verbissen und unnachgiebig.
- Ich werde unzufrieden, wenn ich bei der Erfüllung einer Aufgabe oder der Realisierung eines Planes behindert werde.
- Eine einmal begonnene Arbeit oder Aufgabe gebe ich niemals auf.
- Ich bin sehr willensstark und gehe immer auf Biegen und Brechen – faule Kompromisse gibt es bei mir nicht.
- Ich stehe oft unter starkem Streß, weil ich mich zu sehr in meine Aufgaben oder Projekte verbeiße.

Olive
- Ich bin nicht leistungsfähig.
- Ich bin oft sehr müde und erschöpft.

Pine
- Ich bekomme schnell ein schlechtes Gewissen und habe viele Skrupel.
- Ich neige dazu, mich schuldig zu fühlen und mich selbst zu verurteilen.
- Ich habe immer Angst vor irgendwelcher Strafe.
- Ich mache alles perfekt, weil ich mich vor Tadel oder Kritik fürchte.
- Ich bemühe mich immer sehr, ein anständiger und guter Mensch zu sein.
- Ich bekomme ein schlechtes Gewissen, wenn es mir besser geht als anderen.
- Ich schäme mich schnell und oft.
- Ich habe Probleme mit der Sexualität, weil ich sie immer irgendwie als unmoralisch oder unanständig empfinde.

Red Chestnut
- Ich mache mir immer viele Sorgen um andere.
- Ich leide immer stark mit, wenn es jemandem schlecht geht.

Rock Rose
- Ich bin sehr schreckhaft.
- Ich verliere oft die innere Ruhe und komme ins »Rotieren«.
- Ich gerate schnell in Panik.
- In außergewöhnlichen Situationen (z.B. bei Prüfungen oder Schreck) verliere ich schnell die Übersicht und bekomme einen »leeren Kopf«.

Rock Water
- Ich bin sehr diszipliniert und beherrscht.
- Ich stehe Vergnügungen und Luxus sehr reserviert gegenüber.
- Ich neige dazu, mich selbst zu unterdrücken oder zu zwingen.
- Ich bemühe mich, anderen Menschen ein Vorbild zu sein.

Scleranthus
- Ich kann mich oft nicht entscheiden, weil mir einmal dies und ein andermal jenes richtiger oder besser erscheint.
- In meinem Leben herrscht keine klare Linie.
- Ich bin sehr leicht abzulenken und deshalb oft inkonsequent.
- Ich bin oft ausgesprochen launisch: heute so, morgen so.

Star of Bethlehem
- Ich habe eine schwere seelische Erschütterung erlitten, die ich bis heute nicht überwunden habe.
- Ich kann ein bestimmtes schlimmes Erlebnis einfach nicht vergessen.
- Ich habe mich von einer (psychischen / körperlichen) Verletzung nicht erholt.
- Ich bin sehr unglücklich wegen meiner Lebensumstände.

Sweet Chestnut
- Ich bin manchmal total verzweifelt und weiß nicht mehr weiter.
- Ich neige dazu, mich in auswegslose Situationen zu bringen.

Vervain
- Ich muß anderen Menschen einfach helfen, wenn ich sehe, daß sie Fehler machen.
- Ich sehe immer irgendetwas, was ich verbessern kann, oder jemanden, dem ich mit einem guten Rat weiterhelfen kann.

- Ich fühle mich berufen, etwas Positives in der Welt zu tun.
- Ich bin schnell zu begeistern und werde dann in meinem Verhalten maßlos.
- Ich bin manchmal etwas manisch.
- Ich bin oft gestreßt, weil ich mich zu stark engagiere.

Vine

- Ich neige dazu, anderen zu sagen, was sie tun oder wie sie sich verhalten sollen.
- Ich will immer den Ton angeben und meinen Willen durchsetzen.
- Ich sehe immer sofort, wenn etwas nicht in Ordnung ist.
- Ich weiß genau, was ich will, und hasse Widerspruch.
- Ich bin nicht sehr tolerant.
- Ich möchte gerne, daß alles nach meinen Vorstellungen geschieht.
- Es fällt mir schwer, anderen Menschen ihre Meinung oder Lebensweise zu lassen.

Walnut

- Ich bin leicht zu beeinflussen.
- Ich bin ausgesprochen verführbar.
- Ich bin sehr gutgläubig.
- Ich bin mir selbst oft nicht treu genug.
- Ich brauche ein »dickeres Fell«.

Water Violet

- Ich bin gern unabhängig, liebe es, meine Probleme aus eigener Kraft zu lösen und gehe gern meine eigenen Wege.
- Ich brauche keine Hilfe und Anteilnahme. Die Leute sollen mich in Ruhe lassen.
- Ich bin nicht sehr kontaktfreudig.
- Ich habe eine Abneigung gegen zu enge Bindungen.
- Es fällt mir schwer, mich ein- oder unterzuordnen. Ich hasse es, wenn man mir sagt, was ich tun soll.
- Ich fühle mich oft anderen Menschen überlegen.
- Ich fühle mich in engen Räumen oder unter vielen Menschen unwohl.
- Ich mag es nicht, wenn man mir zu nahe tritt.
- Meine persönliche Freiheit ist mir wichtiger als alles andere.

White Chestnut

- Ich kann oft nicht abschalten und werde von bestimmten Gedanken oder Vorstellungen tyrannisiert.

Wild Oat
- Ich bin oft unzufrieden bzw. deprimiert, weil ich nicht weiß, was ich anfangen soll und wie ich mein Leben sinnvoll gestalten kann.
- Ich kann den Sinn meines Lebens nicht finden, obwohl ich ständig danach suche.
- Ich habe keinen Zugang zu meiner inneren Stimme.

Wild Rose
- Ich habe angesichts der Lebensprobleme resigniert und lasse mich einfach treiben.
- Ich bin oft so apathisch, so antriebslos. Ich kann mich oft zu nichts aufraffen.
- Ich bin der Meinung, daß es sich nicht lohnt, sich zu engagieren.

Willow
- Ich bin schnell enttäuscht, beleidigt oder verbittert.
- Ich kann Verluste oder Niederlagen nicht auf die leichte Schulter nehmen.
- Es fällt mir immer sehr schwer zu vergeben und zu vergessen, wenn man mir einen Schmerz oder ein Unrecht zugefügt hat.
- Ich neige dazu, anderen Vorwürfe zu machen.
- Ich neige dazu, mit dem Schicksal zu hadern.
- Ich kann mich oft nicht damit abfinden, daß etwas anders gekommen ist, als ich es wollte.

5. Fragebogen

Was ist der Grund (Fehler) für mein Problem oder meinen unnormalen Zustand?

Welche meiner Eigenschaften steht meinem Ziel im Wege? Wie muß ich mich ändern, damit ich es erreichen kann?

In welcher Hinsicht sollte ich mich noch weiterentwickeln und bessern?

Die angebotenen Aussagen beschreiben jeweils verschiedene Aspekte des betreffenden Mittels; es brauchen nicht alle zuzutreffen – eine genügt. Therapeuten/innen können das Wort »ich« durch »er« oder »sie« oder »das Kind« ersetzen.

Der Grund für mein Problem oder meinen derzeitigen unnormalen Zustand besteht darin *(in dieser Hinsicht sollte ich mich also noch weiterentwickeln und bessern),*

Agrimony

- daß ich zu wehleidig bin.
- daß ich immer so gehemmt und oft verlegen bin.
- daß ich zuviel verdränge.
- daß ich immer ausweiche, wenn ich fürchte, daß es unangenehm wird.
- daß ich es nicht schaffe, die Wahrheit zu sagen, weil ich mich vor den Folgen fürchte.
- daß ich oft zu feige bin.
- daß ich mich oft so verkrampfe.
- daß ich zu Alkohol, Drogen, Medikamenten oder anderen Ablenkungen greife, um das Leben auszuhalten, statt mich den Problemen zu stellen.
- *Ich sollte offener, spontaner, natürlicher, konfliktfähiger, lockerer, entspannter oder ehrlicher werden.*

Aspen
- daß ich immer wieder von unsinnigen Ängsten überfallen werde.
- *Ich sollte mehr Urvertrauen bekommen.*

Beech
- daß ich zu nörglerisch, kritisch, intolerant oder ablehnend bin.
- daß ich alles rosiger sehen möchte, als es tatsächlich ist.
- *Ich sollte echte Toleranz und richtiges Verständnis entwickeln, damit ich nicht mehr so viel kritisiere und ablehne bzw. meine spontane Intoleranz nicht mehr durch übertriebene Toleranz überkompensieren muß.*

Centaury
- daß ich nicht stark genug bin, um mich gegen Ausnützung oder Erpressung zu wehren.
- daß ich so ein gutmütiger Trottel bin.
- daß ich nie »nein« sagen kann, wenn man etwas von mir verlangt.
- daß ich zu viel Angst vor Stärkeren und Autoritätspersonen habe.
- daß ich mich immer wieder über den Tisch ziehen lasse.
- *Ich sollte stark genug werden, um meine Rechte wahren, meine eigene Position vertreten und auch einmal »nein« sagen zu können.*

Cerato
- daß ich zu unselbständig und unsicher bin.
- daß ich immer jemanden brauche, der mir sagt, was ich tun soll.
- daß ich es nicht wage, einfach das zu tun, was ich gerade möchte, sondern mich immer nach dem richte, was andere mir raten.
- *Ich sollte selbstsicherer und unabhängiger werden, so daß ich nicht immer jemandem brauche, der mir Rat, Führung oder Anleitung gibt.*

Cherry Plum
- daß ich immer so intensiv fühle und übertrieben emotional reagiere.
- daß ich zu schnell durchdrehe oder ausflippe.
- daß ich mich oft nicht beherrschen kann.
- *Ich sollte in meinem Gefühlsleben ausgeglichener werden.*

Chestnut Bud
- daß ich immer wieder die gleichen Fehler mache, weil ich so unaufmerksam bin.
- daß ich nie richtig aufpasse und deshalb nichts lerne.
- | *Ich sollte besser lernen können und erfahrener werden.* |

Chicory
- daß ich mich immer zu sehr für andere einsetze und ihnen zu helfen versuche (dafür aber Dank erwarte).
- daß ich andere durch meine Hilfe hilflos und von mir abhängig mache.
- daß ich andere Menschen (durch Hilfe und Wohltaten) zu sehr an mich zu binden versuche.
- daß ich so egoistisch und besitzgierig bin.
- | *Ich sollte selbstloser werden und andere Menschen frei lassen können.* |

Clematis
- daß ich immer so verträumt und unrealistisch bin.
- daß ich so uninteressiert bin.
- daß ich so unordentlich und vergesslich bin.
- daß ich mich nicht genügend um meine Angelegenheiten kümmere.
- daß ich »lieber die Taube auf dem Dach als den Spatz in der Hand« habe.
- | *Ich sollte wacher und realistischer werden, damit ich mit meinem Leben besser zurechtkomme.* |

Crab Apple
- daß ich mich zu viel und zu schnell ekle.
- daß es bei mir immer so übertrieben sauber und ordentlich sein muß.
- daß ich mich immer zu sehr an Anweisungen, Richtlinien oder Vorschriften halte und nicht mal »fünf gerade sein« lassen kann.
- daß ich oft so pingelig und perfektionistisch bin.
- daß Sex für mich etwas irgendwie Schmutziges bedeutet.
- | *Ich sollte lockerer und natürlicher werden.* |

Elm
- daß ich immer wieder zu viel Verantwortung und Arbeit übernehme.
- daß ich es nicht rechtzeitig merke, wenn ich mir zu viel auflade.

- *Ich sollte meine Leistungsfähigkeit und meine Grenzen besser einschätzen können.*

Gentian
- daß ich bei Schwierigkeiten zu schnell aufgebe oder verzichte.
- daß ich einen zu schwachen Willen habe.
- daß ich immer gleich deprimiert bin, wenn es nicht zügig vorwärts geht oder Probleme auftauchen.
- *Ich sollte willensstärker, optimistischer und durchsetzungsfähiger werden.*

Gorse
- daß ich zu pessimistisch bin.
- daß ich immer das Schlimmste erwarte.
- daß ich eigentlich mit dem Leben abgeschlossen habe und nichts Positives mehr erwarte.
- *Ich sollte optimistischer werden.*

Heather
- daß es mir so schwer fällt, allein zu sein.
- daß ich so eitel bin.
- daß ich es überhaupt nicht ertragen kann, abgelehnt oder ausgelacht zu werden.
- *Ich sollte unabhängiger von Lob und Zuwendung werden.*

Holly
- daß ich immer so schnell gereizt, unfreundlich oder wütend werde.
- daß ich mich so schnell ärgere.
- *Ich sollte positiver und freundlicher werden.*

Honeysuckle
- daß ich immer mehr in der Vergangenheit als in der Gegenwart lebe.
- daß ich so schnell Heimweh bekomme.
- daß ich bei jeder Trennung und jedem Verlust so traurig werde.
- daß ich so sentimental bin.
- *Ich sollte mich mehr am heutigen Leben erfreuen können, statt immer dem Vergangenen nachzutrauern.*

Hornbeam
- daß mir alles zu schwer erscheint.
- daß ich mir von vornherein das, was ich zu tun habe, zu schwer vorstelle.
- | Ich sollte das Leben oder meine Arbeit leichter nehmen können. |

Impatiens
- daß ich immer so ungeduldig oder unruhig bin.
- daß ich zur Hetzerei neige.
- daß ich so nervös bin.
- | Ich sollte geduldiger werden und alles im richtigen Rhythmus tun können. |

Larch
- daß ich mir zu wenig zutraue.
- daß ich meine, ich sei anderen Menschen irgendwie unterlegen.
- daß ich meine, ich könne weniger oder ich sei weniger wert als andere.
- | Ich sollte mehr Selbstvertrauen und Selbstachtung entwickeln. |

Mimulus
- daß ich zu ängstlich bin.
- | Ich sollte mutiger werden. |

Mustard
- daß ich mich nicht freuen kann.
- daß ich immer wieder so depressiv werde.
- | Ich sollte mich mehr und öfter freuen können. |

Oak
- daß ich immer so verbissen bin.
- daß ich nicht aufgeben kann, auch wenn es sinnvoll wäre.
- daß ich so stur und unnachgiebig bin.
- daß ich Probleme immer als persönliche Herausforderung sehe.
- | Ich sollte flexibler werden und besser loslassen können. |

Olive
- daß ich so erschöpft bin.
- daß ich nicht genügend Kraft für meine Arbeit oder mein Leben habe.

- | Ich sollte mehr Kraft bekommen. |

Pine
- daß ich so viele unnötige Skrupel habe.
- daß ich so sehr unter Schuldgefühlen leide.
- daß ich es nicht wage, ein Verbot oder ein Tabu zu übertreten.
- daß ich mich zu sehr vor Kritik, Verurteilung oder Strafe fürchte.
- daß ich immer so krampfhaft versuche, anständig zu sein.
- daß die Sexualität für mich irgendetwas Unmoralisches hat.

- | Ich sollte innerlich freier und etwas »skrupelloser« werden. |

Red Chestnut
- daß ich mir immer so viele Sorgen mache.
- daß ich zu mitleidig bin.

- | Ich sollte mehr Schicksalsvertrauen entwickeln und mich gegenüber fremdem Leid etwas mehr abgrenzen können. |

Rock Rose
- daß ich immer zu schnell den Kopf bzw. die Übersicht verliere.
- daß ich so schreckhaft bin und schnell in Panik falle.

- | Ich sollte gelassener, kaltblütiger und geistesgegenwärtiger werden. |

Rock Water
- daß ich zu streng zu mir bin.
- daß es mir schwer fällt, mir etwas zu gönnen und mich zu freuen.
- daß ich zu beherrscht bin und meine Gefühle und Triebe zu sehr unterdrücke.
- daß ich zu sehr aus dem Kopf statt aus dem Bauch lebe.

- | Ich sollte lockerer werden und mehr genießen können. |

Scleranthus
- daß ich so launisch bin.
- daß mir Entscheidungen immer so schwer fallen.

- daß ich so ablenkbar, inkonsequent, sprunghaft oder hin- und hergerissen bin.
- *Ich sollte klarer und konsequenter werden.*

Star of Bethlehem

- daß ich immer zu schnell verletzt bin.
- daß ich eine bestimmte seelische Erschütterung bis jetzt nicht verarbeiten konnte.
- daß ich die Umstände, unter denen ich leben muß, zu schwer nehme.
- *Ich sollte wieder froh sein und die Dinge leichter nehmen können.*

Sweet Chestnut

- daß ich zu schnell verzweifle.
- *Ich sollte mehr Vertrauen und Gelassenheit entwickeln.*

Vervain

- daß ich immer irgendwo etwas verbessern möchte.
- daß ich es mir nicht verkneifen kann, anderen gute Ratschläge zu geben.
- daß ich mich und andere immer zu sehr antreibe.
- daß ich oft zu begeistert bin und mich zu stark engagiere.
- *Ich sollte geduldiger, maßvoller und toleranter werden.*

Vine

- daß ich zu intolerant bin und anderen Menschen immer Vorschriften mache.
- daß ich immer den Ton angeben und meinen Willen durchsetzen will.
- daß ich zu rechthaberisch bin.
- *Ich sollte toleranter, verständnisvoller und entgegenkommender werden.*

Walnut

- daß ich mich immer zu leicht beeinflussen lasse.
- daß ich mich zu leicht von meinem eigenen Weg abbringen lasse.
- daß ich zu gutgläubig bin.
- *Ich sollte mehr zu mir selbst stehen und unbeirrt meinen Weg gehen können.*

Water Violet
- daß es mir so schwer fällt, auf andere Menschen zuzugehen.
- daß ich zu einzelgängerisch bin.
- daß ich zu freiheitsliebend bin.
- daß ich so wenig mit anderen Menschen zu tun haben will und mich oft für etwas Besseres halte.
- daß ich mir nie helfen lassen will.
- *Ich sollte etwas kontaktfreudiger, aufgeschlossener und sozialer werden.*

White Chestnut
- daß ich mich von bestimmten Gedanken nicht lösen kann.
- daß ich oft nicht abschalten kann.
- *Ich sollte mein Denken besser beherrschen können.*

Wild Oat
- daß ich nicht weiß, was ich tun soll.
- daß ich meinem Leben keinen richtigen Sinn geben kann.
- *Ich sollte mehr Kontakt zu meiner inneren Stimme bekommen.*

Wild Rose
- daß ich mich zu nichts aufraffen kann.
- daß ich für nichts ein wirkliches Interesse habe.
- *Ich sollte unternehmungslustiger und aktiver werden.*

Willow
- daß ich immer so enttäuscht bin, wenn etwas nicht so geht, wie ich gewünscht habe.
- daß ich immer meine, die anderen hätten Schuld.
- daß ich oft so unversöhnlich oder nachtragend bin.
- *Ich sollte allgemein versöhnlicher werden und die anderen zu verstehen suchen, statt sie zu verurteilen. – Ich sollte mein Schicksal besser annehmen können.*

Anhang

Die Herstellung der Bach-Mittel

(Die folgende Anleitung ist hauptsächlich zur Information bestimmt. Da die Herstellung spezielle Erfahrung und Fingerspitzengefühl erfordert, ist es sicherer, die *original Dr.-Bach-Mittel* aus England zu verwenden.)

Die Herstellung erfolgt nach zwei Verfahren:

Sonnen-Methode:

Hiermit werden hergestellt: *Agrimony, Centaury, Cerato, Chicory, Clematis, Gentian, Gorse, Heather, Impatiens, Mimulus, Oak, Olive, Rock Rose, Rock Water, Scleranthus, Vervain, Vine, Water Violet, White Chestnut, Wild Oat.*

Die voll entfalteten Blüten vor neun Uhr morgens an einem *sonnigen, wolkenlosen* Tag vorsichtig pflücken und in eine flache, breite und absolut saubere Glasschüssel, die mit unbehandeltem Quellwasser – möglichst aus der Umgebung – gefüllt ist, geben. Die Blüten sollen auf dem Wasser schwimmen, die Stiele nach unten zeigen. Die Oberfläche soll ganz von Blüten bedeckt sein. Die Schüssel bleibt in der prallen Sonne stehen. Wenn die Blüten (nach ca. 3 Stunden) zu welken beginnen, werden sie mit einem Zweig der betreffenden Pflanze vorsichtig entfernt und das imprägnierte Wasser mit der gleichen Menge 40%igen Alkohols (Brandy) konserviert und später nochmals im Verhältnis 1:240 verdünnt. Dies ergibt die in den Apotheken erhältliche Grund-Essenz (»stock-bottle«), die dann in dieser Form genommen oder noch weiter verdünnt wird.

Koch-Methode:

Hiermit werden hergestellt: *Aspen, Beech, Cherry Plum, Chestnut Bud, Crab Apple, Elm, Holly, Honeysuckle, Hornbeam, Larch, Mustard, Pine, Red Chestnut, Star of Bethlehem, Sweet Chestnut, Walnut, Wild Rose, Willow.*

An einem sonnigen, wolkenlosen Tag vor neun Uhr morgens einen *Emailletopf* zu drei Vierteln mit Blüten, Stielen und Blättern füllen, mit ca. 1 Liter Quellwasser übergießen und eine halbe Stunde sieden lassen. Wenn die Flüssigkeit abgekühlt ist, wird sie gefiltert, im Verhältnis 1:1 mit 40%igem Alkohol (Brandy) versetzt und später nochmals im Verhältnis 1:240 verdünnt.

Einteilung der Mittel durch Dr. Bach

Bach suchte immer nach einem Ordnungssytem, das auf der Zahl 7 beruht. Daher versuchte er, seine Mittel in ein solches System einzuordnen, das auf den folgenden 2 Seiten wiedergegeben wird. Es ist z.T. nützlich für das psychologische Verständnis der einzelnen Mittel, obwohl man sich in einigen Fällen des Eindrucks nicht erwehren kann, daß manche Zuordnung etwas weit hergeholt ist.

In der zweiten Spalte nenne ich mögliche Gründe für die Einordnung in die betreffende Kategorie.

Für Menschen, die Angst haben

Rock Rose	mit Panik
Mimulus	vor etwas Bestimmtem
Aspen	unklar, vor möglichem Unheil
Red Chestnut	um andere
Cherry Plum	vor Durchdrehen

Für Menschen, die unter Unsicherheit leiden

Cerato	durch mangelndes Selbstvertrauen
Scleranthus	durch Unentschiedenheit
Gentian	bei Schwierigkeiten
Gorse	durch Pessimismus
Hornbeam	durch negative Vorstellungen
Wild Oat	durch fehlendes Konzept oder Ziel

Für Menschen mit ungenügendem Interesse an der Realität

Clematis	mit Tagträumereien und Hoffnungen
Honeysuckle	mit wehmütigen Erinnerungen und Trauer
Wild Rose	mit Antriebslosigkeit
Olive	durch Erschöpfung
White Chestnut	durch Zwangsgedanken

Mustard	durch Depressionen
Chestnut Bud	durch Unaufmerksamkeit

Für Menschen, die einsam sind

Water Violet	durch Einzelgängerei
Impatiens	durch Ungeduld
Heather	durch übertriebenes Geltungsbedürfnis

Für Menschen, die für fremde oder negative Einflüsse und Ideen zu empfänglich sind

Agrimony	mit Verdrängungstendenzen
Centaury	durch fehlende Selbstbehauptungskraft
Walnut	durch fehlende Selbstbewußtheit
Holly	durch einen Mangel an Liebe und Gelassenheit

Für Menschen, die unter Mutlosigkeit oder Verzweiflung leiden

Larch	durch Mangel an Selbstvertrauen
Pine	aufgrund von Selbstverurteilung und Schuldgefühlen
Elm	durch Überforderung
Sweet Chestnut	durch mangelnde Schicksalsergebenheit
Star of Bethlehem	durch ein unverarbeitetes Trauma
Willow	durch Enttäuschung
Oak	aufgrund von Unnachgiebigkeit
Crab Apple	aufgrund eines zwanghaften Ordnungs- und Sauberkeitsbedürfnisses

Für Menschen, die sich allzusehr um das Wohlergehen anderer kümmern

Chicory	aus Besitzwunsch
Vervain	aus Weltverbesserei
Vine	aus Herrschsucht
Beech	aus überkompensierter Intoleranz
Rock Water	durch vorbildliche Selbstdisziplin

Dr. Edward Bach

Geboren am 24. 9. 1886 in England, bei Birmingham. 1906 – 1913 Medizinstudium. Bestimmend für die Berufswahl waren die körperlichen und seelischen Leiden der Arbeiter in der väterlichen Messinggießerei. Nach der Approbation leitende Tätigkeit an der Unfallstation am University College Hospital. Dann Arbeit in der Bakteriologie und Immunologie. Entdeckung der Zusammenhänge zwischen bestimmten Darmbakterien und chronischen Krankheiten. Behandlung mit selbst hergestellten Impfstoffen aus Bakterien. 1917 Schwere Gesundheitskrise, Operation eines bösartigen Milztumors.
    1918 – 1922 Arbeit im London Homoeopathic Hospital. Bekanntschaft mit der Homöopathie. In der Folge Verarbeitung seiner Bakterien-Impfstoffe in homöopathischer Verdünnung (die bekannten *Bach-Nosoden*) und erfolgreiche Therapie damit. Entdeckung von gesetzmäßigen Zusammenhängen zwischen Gemütssymptomen und Erkrankungen durch bestimmte Bakteriengruppen. Erforschung von Gemütssymptomen zur Diagnosestellung.
    1920 – 1930 Eigene Praxis. Zusammenarbeit mit homöopathischen Ärzten. Suche nach Medikamenten auf Pflanzenbasis, um damit die aus Bakteriengiften hergestellten Nosoden zu ersetzen. Dies ist der geistige Anfang der Blüten-Therapie. In der Folgezeit Entdeckung bestimmter seelischer Persönlichkeitsmerkmale und Reaktionsweisen. Erste Versuche mit *Impatiens*, *Clematis* und *Mimulus* in homöopathischer Aufbereitung.
    1930 Spontane Aufgabe seiner erfolgreichen Existenz, um ungestört die neue Heilmethode weiter auszubauen. Suche nach geeigneten Pflanzen in der freien Natur; Entdeckung und Zubereitung der ersten neun Blüten-Mittel nach der »Sonnen-Methode«: *Impatiens, Mimulus, Clematis, Agrimony, Chicory, Vervain, Centaury, Cerato, Scleranthus*. Erste Niederschrift seines Hauptwerkes: »Heile dich selbst!« In der Folge Entdeckung von *Water Violet, Gentian* und *Rock Rose* (»Die zwölf Heiler«).
    1933 Entdeckung der »vier Helfer«: *Gorse, Oak, Heather, Rock Water*. Bis 1935 Entdeckung von *Wild Oat, Olive* und *Vine*. Entwicklung des »Rescue Remedy«. Entdeckung der restlichen 19 Mittel, die außer *White Chestnut* nach der jetzt entwickelten »Koch-Methode« hergestellt werden: *Cherry Plum, Elm, Aspen, Beech, Chestnut Bud, Hornbeam, Larch, Walnut, Star of Bethlehem, Holly, Crab Apple, Willow, Red Chestnut, Pine, Mustard, Honeysuckle, Sweet Chestnut, Wild Rose*.
    1936 Bach betrachtet sein Werk als abgeschlossen und macht seine Erkenntnisse durch öffentliche Vorträge bekannt. Er kündigt seinen baldigen Tod an, der am 27. 11. 1936 während des Schlafes eintritt.

LITERATUR

Dr. Edward Bach: *Blumen, die durch die Seele heilen.* Hugendubel
Dr. Edward Bach: *Gesammelte Werke.* Aquamarin
Dr. Edward Bach: *Die nachgelassenen Originalschriften.* Hugendubel
Dr. Edward Bach / Jens-Erik R. Petersen: *Heile dich selbst mit den Bach-Blüten.* Droemer
Dr. Edward Bach: *Blüten, die heilen.* Heyne
Dr. Edward Bach: *Die heilende Natur.* Heyne
Julian Barnard: *Blumen für die Seele.* Integral
J. und M. Barnard: *Das Bach-Blüten-Wunder.* Heyne
Dr. Götz Blome: *Mit Blumen heilen.* H. Bauer
Dr. Götz Blome: *Das neue Bach-Blüten-Buch.* H. Bauer
Dr. Götz Blome: *Heile dein Kind an Körper und Seele.* H. Bauer
Dr. Götz Blome: *Bewährung in der Krankheit.* H. Bauer
Dr. Götz Blome: *Wirf ab, was dich krank macht.* H. Bauer
Philipp M. Chancellor: *Handbuch der Bach-Blüten.* Aquamarin
Peter Damian: *Astrologie und Bach-Blütentherapie.* Aquamarin
Judy Howard: *Bach-Blüten für Kinder und Jugendliche.* Aurum
Judy Howard: *Bach-Blüten für Frauen.* Aurum
Judy Howard / John Ramsell: *Die Bach-Blüten – Fragen und Antworten.* Hugendubel
Dietmar Krämer / Helmut Wild: *Neue Therapien mit Bach-Blüten.* Bd. 1–3, Ansata
Joanna Salajan / Sita Cornellissen: *Bach-Blütentherapie: Zubereitungen und Anwendungen.* Aurum
Mechtild Scheffer: *Bach-Blütentherapie.* Hugendubel
Mechtild Scheffer: *Erfahrungen mit der Bach-Blütentherapie.* Hugendubel
Mechtild Scheffer: *Selbsthilfe durch Bach-Blütentherapie.* Heyne
Mechtild Scheffer: *Original Bachblütentherapie.* Jungjohann
Mechtild Scheffer / Wolf-Dieter Storl: *Neue Einsichten in die Bach-Blüten-Therapie.* Heyne
Sigrid Schmidt: *Innere Harmonie durch Bach-Blüten.* Gräfe und Unzer
Sigrid Schmidt: *Bach-Blüten für Kinder.* Gräfe und Unzer
Gregory Vlamis: *Die heilenden Energien der Bach-Blüten.* Aquamarin
Nora Weeks: *Edward Bach, Entdecker der Blütentherapie.* Hugendubel
Nora Weeks / Victor Bullen: *38 Bach Original Blütenkonzentrate.* Hugendubel

Stichwortverzeichnis

abergläubisch, 42, 205
abfinden, sich nicht ... können, 153, 196
abgelehnt, sich ... fühlen, 187, 208
abhängig machen, 215
Abhängigkeit, 10, 60
Abhängigkeit, geistige, 185
ablehnen, sich selbst, 207
Ablehnung / ablehnend 10, 80, 214
Ablehnung, Angst vor, 11
Ablenkbarkeit, 12, 123, 190
Ablenkung, 38, 184
Abneigung, 10, 44, 185
abschalten, nicht ... können, 145, 191, 197
Abwehrkraft, Mangel an, 13
Ackersenf, 12
Aggression / aggressiv 82, 208
AGRIMONY, 10, 31, 36, **37**, 139, 222
Ahnungen, ängstliche, 10, 185, 205
Akne, 69, 94
akzeptieren, nicht ... können, 198, 203
Alkohol, 38, 64, 184, 193, 205
allein sein, nicht ... können, 80, 187, 207
Allergie, 10, 44, 45, 55, 83, 121, 140, 193
Alltagsängste, 12
Alpträume, 42, 127
Anerkennung, Bedürfnis nach, 11, 80, 187, 207
Angeben, 11, 80, 187
angepasst / Anpassung , 10, 49, 185
Angst, 10, 12, 41, 42, 97, 209, 223
Angst vor Konflikten, 37
Angst vor Kritik und Strafe, 12
Angst, panische, 197
Angst, unklare, 185
Angst, unvernünftige, 193

Angst, unverständliche, 205
ängstlich, 12, 188, 195, 209
anhänglich, 61, 186
anklammernd, 186
anspruchslos, 49
antriebslos, 150, 197, 212
Anweisungen einhalten, 207
apathisch / Apathie, 13, 150, 212
Ärger / ärgerlich 11, 82, 187, 195, 200
arrogant, 142
Asketentum, 12
asoziales Verhalten, 142
ASPEN, 10, **41**, 224
Asthma, 36
Atembeschwerden, 42, 98, 115, 118
Aufdringlichkeit, 11, 12, 80, 133
aufgeben, zu schnell 187, 207
aufgeben, nicht ... können, 189
aufgeregt, 193
aufgewühlt, 55, 199
aufraffen, sich nicht ... können, 150, 191, 203
ausflippen, 185
ausgepumpt, 189
ausgeschlossen, sich .. fühlen, 195
ausgestoßen, sich ... fühlen, 80, 187, 208
Ausnahmezustände, 36
ausnützen, sich ... lassen, 185, 205
Außenseitertum, 142
Auswegslosigkeit, 12
ausweichen, 38, 204, 213
Autismus, 143
Autoritätspersonen, Furcht vor, 205

bange Gefühle, 42, 185
beachtet werden wollen, 207
bedrängt, sich ... fühlen, 191
bedroht, sich ... fühlen, 185, 198

bedrückt, 101, 195, 209
BEECH, 10, **44**, 224
beeinflußbar, zu, 13, 140, 191, 202
beengt, sich ... fühlen, 191
Befürchtungen, 145
Begehrlichkeit, 10
Begeisterung, übertrieben, 12, 133, 190, 197
beherrscht, sehr 210
beleidigt sein, 13, 153, 192, 197, 212
beliebt sein wollen, 207
bemitleiden, sich selbst, 186
benebelt, 186, 206
Benommenheit, 64
bescheiden, 94, 188
beschmutzt, sich ... fühlen, 11, 194
beschuldigen, sich selbst, 189
Besessenheit, 54
besitzgierig, 215
Besserwisserei, 13, 136
betäubt, 65, 186, 206
bevormunden, 137
Bewußtlosigkeit, 36, 117, 157
Bewußtseinsstöungen, 11
Bindungen /binden, andere an sich, 10, 206
Bindungsangst, 13, 143
Blamage, 80, 195, 207
Bleiwurz, 10
Bluthochdruck, 83, 91, 118, 121, 134, 137, 154
Blutreinigung, 68
Brust, 85

CENTAURY, 10, **48**, 222
CERATO, 10, **51**, 222
Charakterverbesserung, 28, 177
CHERRY PLUM, 10, 32, 36, **54**, 130, 222
CHESTNUT BUD, 10, **57**, 222
CHICORY, 10, **60**, 222
CLEMATIS, 11, 36, **64**, 222
CRAB APPLE, 11, 36, 44, **67**, 222

Dankbarkeit erwarten, 206
Demütigung, 207

Depression, 11, 12, 13, 72, 101, 147, 188, 195, 201, 209
deprimiert sein, 73, 148, 187, 191, 194, 200, 207, 212
Distanziertheit, 13, 142
Disziplin, strenge, 121, 190, 196, 201, 210
Dogmatismus, 13, 137
dominanter Charakter, 136
Dosierung, 156
Drogen, 38, 64, 184, 193, 205
Drückebergerei, 37
Durchdrehen, 185, 193, 199
durcheinander sein, 55, 199, 206
Durchfall, nervöser, 91
Durchhaltevermögen, zu gering, 11, 73, 187, 194

Edelkastanie, 12
egoistisch, 61, 215
Eiche, 12
Eierstocks-Krebs, 85
Eifersucht, 10, 11, 61, 82, 186, 187, 194, 195, 208
Eigenarten, 177
eigensinnig, 143
Einfluß, schlechter, 139, 197
Einflüsse, für ... empfänglich, 226
Einsamkeit, 80, 142, 226
Einsamkeit, Angst vor, 11
Einsatzfreude, übertrieben, 133
einschüchtern, sich ... lassen, 193
Einzelgängerei, 142
Eisenkraut, 12
Eitelkeit, 187
Ekel, 11, 68, 186, 194, 207
Ekzem, 69
ELM, 11, **70**, 224
Emigration, innere, 64
emotional, zu, 214
empfindlich, zu 97, 209
Entmutigung, 11, 72, 73, 187, 200, 207
Entscheidungsschwäche, 12, 124, 196
Enttäuschung, 13, 153, 212
Enzian, bitterer, 11

Epilepsie, 55
Erinnerungen, wehmütige, 11
Erlebnis, schreckliches, 127
Ermüdung, 107
erpressen, sich ... lassen, 10, 48, 187, 205
Erregung, 55
Erschöpfung, 12, 107, 189, 196, 203, 208, 209
erschrecken, 196, 201
Erschütterung, seelische, 128, 210

faul, 150
Fehler, 58, 194, 206
Fehlern, Furcht vor, 205
Feigheit, 10, 37, 193, 213
Fieber, 83
Freiheitsbedürfnis, übertrieben, 13, 142, 193, 220
Frustration, 147, 191
Führung übernehmen, 191
Furcht, 12, 195, 201
fürsorglich, sehr 10, 61

Gallenkrisen, 55
Gauklerblume, gefleckte, 12
Gedanken, unangenehme, 191
Gefühle, negative, 195
Gefühle, unheimliche, 205
Gefühlsausbrüche / Gefühlschaos, 54, 55
Gefühlsdruck / Gefühlsqual, 10, 54, 55, 185, 193
gehässig, 187
gehemmt, 38, 204, 213
gehetzt, 195
gehorsam, 10, 48, 98, 185, 205
Geißblatt, 11
Geistesgegenwart, mangelnde, 117
Geltungsbedürfnis, 11, 79
Genesungsphase, 72
GENTIAN, 11, **72**, 222
gereizt, 82, 187, 195, 208
Geschwätzigkeit, 11, 80
Gesellschaft, Bedürfnis nach, 11
gestresst, 188, 189, 190, 211
Gesundungswille, kein, 76

getrieben, 208
Gewissen, schlechtes, 12, 109, 111, 189, 209
Gewohnheiten, 140
gönnen, sich wenig, 196
GORSE, 11, **75**, 224
Groll, 13, 153
gutgläubig, zu, 140, 211
gutmütig, zu, 10, 48, 205, 214

hadern, 153, 203
Hainbuche, 11
Haltung, schlechte, 49
hart zu sich selbst, 190
hastig, 91
Hautkrankheiten, 62, 68
Hautprobleme, 80, 94
HEATHER, 11, **79**, 222
Heckenrose, 13
Heidekraut, 11
Heilquelle, Wasser aus einer, 12
Heilreaktion, 24
Heimweh, 11, 84, 187, 195, 208
Hektik, 91
Helfen, Dang zum, 134, 210
helfen, sich nicht ... lassen, 202
Herabsetzung, 80
Herrschsucht, 13, 137
Herzbeschwerden, 42, 80, 83, 107, 115, 118, 154
Herzinfarkt, 36
Hetzerei, 11, 90
Hodenkrebs, 85
Hoffnung, keine, 187, 194
Hoffnungen, sich ... machen, 206
Hoffnungslosigkeit, 11, 75
höflich, 38
Höheres Selbst, 19, 20
HOLLY, 11, 32, **82**, 224
Holzapfel, 11
HONEYSUCKLE, 11, **84**, 222
Hormonstörungen, 49, 73, 88, 94, 102, 107, 112, 151
HORNBEAM, 11, **87**, 222
Hyperaktivität, 91
Hypochondrie, 11, 68, 199
Hysterie, 10, 54, 206

idealistisch, zu, 133
Illusionen, 206
Immunschwäche, 102, 107, 112, 151
IMPATIENS, 11, 31, 36, **90**, 224
Impotenz, 73, 88, 94
Indolenz, 11
Initiativelosigkeit, 13
inkonsequent, 210
Insektenstiche, 36
Interesse, ungenügend, 11, 64, 84, 150, 151, 194, 215, 223
Intoleranz, 10, 12, 13, 44, 134, 137, 185, 191, 205, 214, 219
Isolation, 13, 197

Juckreiz, 11, 91

kapitulieren, 187
Kastanie, weiße, 12
kasteien, sich selbst, 196
Kiefer, 12
Kirschpflaume, 10
kleinlich, 68
Klimakterium, 139
Knäuel, einjähriger, 12
Knick in der Lebenslinie, 127
kompromißlos, 188
Konflikt, Furcht vor, 204
Konstitutions-Therapie, 160
Kontaktprobleme, 13, 142, 197
Konzentrationsstörungen, 13, 123, 146
Kopf »leer«, 118
Kopfschmerzen, 145, 146
Kraft, keine, 189
Krämpfe, 38, 55
Krankheit, Flucht in die , 88
Krankheiten, Behandlung von, 172
Krankheitsanfälligkeit, 140
Krebs, 55, 75, 117, 127, 130
Kreislaufprobleme, 151
kribbelig, 91, 208
Kritik, Furcht vor, 209
Kritiksucht, 10, 44, 137, 185, 205, 214
kümmern, sich nicht, 199
Künstlichkeit, 10, 38, 184
Kurzschlußhandlung, 10, 54, 193, 206

Labilität, 12, 13, 196
LARCH, 11, **93**, 222
Lärche, 11
Laune, schlechte, 101, 209
Launen, wechselnd, 123, 124, 190, 196, 210
lebensmüde, 65
Lebensplan, 147
Lebenssanierung, 177
Leber-Gallestörungen, 83, 88, 101, 102, 107, 121, 137, 143, 154
Legasthenie, 73
Leistungsfähigkeit blockiert, 11
Lernschwäche, 10, 58, 206
Liebesbedürfnis, übertriebenes, 10, 186
lieblos, 82, 208
Lob, Bedürfnis nach, 187
loslassen, nicht ... können, 188
lustlos, 188, 208, 209
Lymphdrüsenkrankheiten, 49, 112, 115

Machtanspruch, 136
Manie, 133, 190, 211
Maske, 38
maßlos, 211
Menschenscheu, 142
miesepetrig, 209
Milchstern, doldiger, 12
MIMULUS, 12, 31, 41, **97**, 222
Minderentwicklung, geistige, 10
Minderwertigkeitsgefühle /-komplex, 11, 93, 94, 188, 195, 201, 208
Mißerfolge, 194
Missionarismus, 12, 133
mißtrauisch, 11, 82, 208
Mitleid, krankmachend, 12, 114, 218
Moral, 110
müde, 189, 209
MUSTARD, 12, **101**, 222
Mutlosigkeit, 210, 224

nachgeben, nicht ... können, 189
Nachgiebigkeit, 10, 48, 98, 205
Nachgiebigkeit, übertrieben, 48
nachtragend, 220
Narben, 127

Natürlichkeit, 37
Negative Haltungen, 11
Neid, 11, 82, 187, 195
Nervosität, 11, 90, 188, 195, 217
Neubeginn, 13, 84, 139
Nicht-Beachtung, 80
Nicht-loslassen-können, 12
Niedergeschlagenheit, 12, 101, 147, 188, 195, 209
Nierenkrankheiten, 62, 80
Nörgelei, 10, 185, 214
NOTFALL - MITTEL, 13, **36**, 157
Notfälle, 12, 13

OAK, 12, **104**, 222
Odermennig, 10
Ohnmacht, 36, 55, 64
OLIVE, 12, **107**, 222
Operation, 36
Ordnungsbedürfnis, 11, 191

Panik, 12, 36, 42, 117, 189, 210
Pankreasstörungen, 107
pedantisch, 137
Perfektionismus, 12
perfektionistisch, 68, 105, 112, 189, 207, 209
Persönlichkeit, 20, 28
Persönlichkeitsentwicklung, 177
Pessimismus, 11, 76, 187, 207
Phantasie, 64
PINE, 12, **109**, 224
Pingeligkeit, 11, 68, 215
Platzangst, 13, 142
Prellung, 36
Problemlösung, 180
Prüfung, 118
Psychische Probleme, 168
Psychopharmaka, 205
Psychose, 10, 54
Psychotherapie, 37
Pubertät, 139

Qual, innere, 10, 193, 206

Rat suchen, 10, 199, 205
Ratschläge geben, 190, 219

Rechthaberei, 137, 219
RED CHESTNUT, 12, **114**, 222
Redebedürfnis, 187
Reinheitsbedürfnis, 67
Reizbarkeit, 11
RESCUE REMEDY (s. auch Notfall-Mittel), 13, **36**, 157
Resignation, 13, 76, 150, 194, 203
Rheuma, 121
ROCK ROSE, 12, 36, 41, **117**, 222
ROCK WATER, 12, 44, **120**, 222
romantisch, 84
Roßkastanie, 13
Roßkastanienknospen, 10
Rotbuche, 10
Rückfall, 11, 72, 187
rücksichtslos, 137
Ruhe, keine ... finden, 200

Sauberkeitsbedürfnis, 11
sauer, 153, 192
schämen, sich, 209
Schicksalshader, 13, 192
Schilddrüsenüberfunktion, 91, 134
Schizophrenie, 54, 55
Schläfrigkeit, 64
Schlafstörungen, 55, 91, 115, 134, 145, 146, 192
Schlaganfall, 21, 36, 127
Schlamperei, 11
schlapp machen, 186
Schmeicheleien, Vorliebe für, 80
Schmerzen, 10, 38, 83, 91, 158
schmollen, 153
Schmutz, Abneigung gehen, 68, 207
Schock, 12, 127, 190, 196, 202
schreckhaft, 118, 210, 218
Schüchternheit, 94, 98, 188
Schuldgefühle, 12, 109, 189, 196, 209
schwächlich, 107
Schwachpunkte, psychische, 169
schweigsam, 191
Schweißausbrüche, 55
Schwermut, 12, 102, 188, 209
Schwindel, 124
Schwindsucht, 85

SCLERANTHUS, 12, **123**, 222
Seelenqual, 130
Sehnsucht, 11, 195, 208
Sehstörungen, 42, 98, 115, 118
Selbstbeherrschung, 120
Selbstbewußtsein, zu wenig, 188
Selbstdisziplin, 12, 120
Selbstgerechtigkeit, 13
Selbstkasteiung, 121
Selbstkontrolle, 120
Selbstmitleid, 10, 61, 199, 206
Selbstmorgefahr, 54, 185
Selbstunterdrückung, 12, 121
Selbstvertrauen, Mangel an, 11
Selbstverurteilung, 12, 111
sentimental, 84, 187, 208
Sexualität, Probleme mit, 11, 12, 69, 112, 189, 207, 209, 218
Sexualtrieb, unterdrückt, 120
Sinn im Leben, kein, 197
Sinnlosigkeit, 147
Sinnmangel, 13
Situations-Therapie, 160
Skrupel, 12, 109, 209, 218
Sonnenbrand, 36
Sonnen-Methode, 222
Sonnenröschen, gelbes, 12
Sorgen, 12, 114, 145, 189, 196, 201, 210
soziale Isolation, 143
Spannungen, 10
Spaßmacher, 38
sprechen, gern, 207
Springkraut, drüsentragendes, 11
Sprunghaftigkeit, 12, 124
STAR OF BETHLEHEM, 12, 36, **126**, 222
Stau emotionaler Energie, 54
Stechginster, 11
Stechpalme, 11
Stolz, 13, 142
Stottern, 80, 124
Strafe, Krankheit als 201
Strafe, Angst vor, 109, 196, 209
Streit, Furcht vor, 204
streng zu anderen, 137
streng zu sich selbst, 121, 190, 196

Streß, 12, 24, 25, 87, 104, 117, 133, 197, 209
Sturheit, 188, 196
Sucht, 10, 193
Sumpfwasserfeder, 13
sündig, 112
Sunnyboy, 38
SWEET CHESTNUT, 12, 36, 54, **129**, 222
Sympathie, Bedürfnis nach, 11

Tadel, Furcht vor, 209
Tagträumereien, 11, 64
Tatendrang, übertrieben, 12
täuschen, andere 184
Tausendgüldenkraut, 10
Todessehnsucht, 11, 65, 186, 194, 206
Toleranz, 10, 45, 185
Ton angeben, den ... wollen, 137, 211
träge, 150
Trauer / Traurigkeit, 11, 84, 101, 187, 195, 200, 208
Trauma, psychisches, 126
Trostbedürftigkeit, 12, 127, 199

Überaktivität, geistige, 145
überaktiv, 190
Überbelastung, 70
Überdrehtheit, 54
Überempfindlichkeit, 37, 193
überfordert, 186, 188, 200, 208
Überforderungsgefühl, 11, 87
übergenau, 189
überheblich, 142
überlegen, sich ... fühlen, 211
überzeugt, zu, 134
Ulme, 11
Umstellungsphase, 13, 139, 197
Unabhängigkeitsbedürfnis, 211
unanständig, sich ... fühlen, 189, 196
unaufmerksam, 10, 58, 186, 206
Unausgeglichenheit, 124
unbeherrscht, 55
unbeschwert, scheinbar, 184
Unbeständigkeit, 124
Unehrlichkeit, 10, 37, 38, 184
unempfindlich, 65

unentschieden, 190
Unfall, 36, 117, 127
Unfreundlichkeit, 11, 82, 187
Ungeduld, 11, 90, 188, 195, 200, 208
ungeliebt, sich ... fühlen, 194
unglücklich, 12, 127, 190, 202, 210
Unheil, Furcht vor, 205
unheimlich, 10, 41, 185, 188
Unklarheit, 13
unkonzentriert, 65, 186
unmoralisch, 189
unmoralisch, sich ... fühlen, 196
unnachgiebig, 105, 188, 196, 209
Unnachgiebigkeit, 12
Unnahbarkeit, 142
Unordentlichkeit, 64
Unordnung unerträglich, 68, 209, 124, 186, 206, 215
Unpünktlichkeit, 64, 206
Unrast, 90
unrealistisch, 215
Unreinheit, 69, 186
Unruhe, 11, 90, 188, 208
unschön, sich ... fühlen, 186
Unselbständigkeit, 10, 51, 205
Unsicherheit, 10, 52, 205, 223
unterdrücken, sich selbst, 196
Unterdrückung von Gefühlen, 12
Unterlegenheitsgefühl, 188, 195, 217
Unternehmungslust, zu große, 134
unterordnen, sich nicht, 211
Unterwürfigkeit, 10, 48, 185, 205
untröstlich, 127
unverbindlich, 38
unvernünftig, 55
unversöhnlich, 153, 220
Unverträglichkeit, 10, 44
Unzufriedenheit, 13, 212
Urvertrauen, Verlust, 41

verbergen, 198
Verbessern, Drang zum, 134, 219
Verbissenheit, 12, 104, 188, 196, 209
Verbitterung, 13, 153, 192, 197, 203, 212
Verbrennung, 36
Verdauungsstörungen, 55

Verdrängen, 10, 37, 184, 193, 198, 204, 213
verfolgt, sich ... fühlen, 190
verführbar, 211
Vergangenheit, in der ... leben, 216
vergeben, nicht... können, 212
vergessen, 206
vergessen, nicht ... können, 210, 212
Vergesslichkeit, 11, 65, 215
Vergiftungsgefühl, 11, 68, 186
Verhaltens-Auffälligkeiten, 177
verklemmt, 184
Verkrampfungen, 10, 38, 55, 184, 193, 205
Verlegenheit, 10, 38, 184, 204, 213
Verletzlichkeit, 97, 190
Verletzung, 36, 126, 158, 210
Verleugnen, 10
Verlust, 84, 195, 208
vernachlässigen, sich, 65, 186, 194
verrückt, 55
verrückt werden, 199
versagen, 70
Versagen, Furcht vor, 186, 208
Versagensgefühl, akutes, 11
verschlossen, 143, 191
Verspannungen, 205
Verstimmung, 101, 209
verträumt, 215
verunsichert, 185, 199
verurteilen, sich selbst, 111, 189, 209
VERVAIN, 12, 44, **133**, 224
verzeihen, nicht .. können, 192
Verzicht, 49, 93, 121, 205
Verzweiflung, 12, 129, 190, 202, 210, 224
VINE, 13, 44, **136**, 224
Vorahnungen, 42
Vorbild, 120, 190, 202
Vorschriften einhalten, 207
Vorurteil, 44
Vorwürfe machen, 13, 153, 212
Vorwürfe, gegen sich selbst, 111, 201

wahrhaben, nicht ... wollen, 184
Wahrheitsliebe, 37
Wahrheitsmittel, 37

Waldrebe, weiße, 11
Waldtrespe, 13
Walnuß, 13
WALNUT, 13, 37, **139**, 222
Wasserglasmethode, 156
WATER VIOLET, 13, 33, **142**, 222
Wechselfieber, 124
Wegwarte, 10
wehleidig, 38, 213
Wehmut, 187
Weide, 13
Weinrebe, 13
Weltfremdheit, 11, 64
Weltverbesserei, 12
Wetterfühligkeit, 41
WHITE CHESTNUT, 13, **145**, 222
WILD OAT, 13, **147**, 222
WILD ROSE, 13, **150**, 222
Willen durchsetzen, den , 190, 197, 211
Willen, zu stark, 105, 209
Willensschwäche, 11, 73
WILLOW, 13, 32, **152**, 224

Wirbelsäulenbeschwerden, 42, 48, 49, 88, 94, 98, 112, 115
Wirkungsweise der Mittel, 158
wortkarg, 143
Wunden, 126, 158
wunder Punkt, 190
Wut, 82, 197, 208

Zaghaftigkeit, 98
Zähneknirschen, 83, 121, 137, 154
Zahnen, 139
Zerreißgrenze, 196
Zerrissenheit, innere, 12
Ziellosigkeit, 13
Zitterpappel, 10
zurückziehen, sich, 202
Zusammenbruch, 71, 70, 194
Zukunftsangst, 10
Zuwendung, Bedürfnis nach, 80
Zwangsgedanken, 13
Zwangsmoral, 111
zwingen, sich selbst zu etwas, 196

Verlag Hermann Bauer · Freiburg im Breisgau

Dr. med. Götz Blome
Heile dein Kind an Körper und Seele
Das große alternative Kinder-Gesundheitsbuch

576 Seiten, gebunden; ISBN 3-7626-0480-0

In diesem neuartigen Gesundheitsratgeber für Kinder und Familien sind erstmals alle wichtigen Hilfsmittel für eine ganzheitliche Gesundheitsvorsorge und eigenverantwortliche Selbstbehandlung vereint. Dr. Götz Blome, bekannter Arzt für Naturheilverfahren und Bestseller-Autor, zeigt Ihnen, wie Sie mit natürlicher Medizin und praktischer Psychologie

- die Gesundheit Ihres Kindes erhalten,
- Krankheiten verhindern oder überwinden,
- kindgerecht erziehen und
- seelische Konflikte lösen können.

Ein ausführliches Register und zahlreiche Querverweise erleichtern die Handhabung dieses außergewöhnlichen Nachschlagewerks, das bald Ihr unentbehrlicher Helfer bei allen familiären Problemen sein wird.

Verlag Hermann Bauer · Freiburg im Breisgau

Verlag Hermann Bauer · Freiburg im Breisgau

Dr. med. Götz Blome
Mit Blumen heilen
Die Blütentherapie nach Dr. Bach

360 Seiten, gebunden; ISBN 3-7626-0289-1

Krankheiten mit Blumen oder Blüten heilen zu wollen, erscheint dem aufgeklärten Zeitgenossen als naive Spielerei oder Aberglaube. Er ist an die Behandlung mit »wirksamen« Medikamenten, Operationen und Apparaten gewöhnt und kann sich kaum vorstellen, daß eine so einfache Methode, wie die von Dr. Edward Bach entwickelte Blütentherapie, ernstzunehmende Heilungen bewirken kann. Doch Bach gab gerade deswegen seine renommierte Londoner Arztpraxis auf, weil er ein Verfahren suchte, das dem eigentlichen Wesen der Krankheit gerechter würde als die bisher bekannten Therapien.
Die von ihm entwickelten Heilmittel, die nach einem unkomplizierten Verfahren aus wild wachsenden Blumen und Baumblüten hergestellt werden, unterdrücken oder bekämpfen nichts, sondern geben der natürlichen und gesunden seelischen Anlage ihre Entfaltungskraft zurück und verdrängen so das Krankhafte. Für jeden der von ihm beschriebenen krankhaften Seelenzustände entdeckte er die speziell wirkende Blüte.
Diese so ungefährliche und angenehme Heilmethode wird in diesem Buch ausführlich, unter besonderer Berücksichtigung der Wirkungsweise und ihres geistigen Hintergrundes, beschrieben. Verschiedene Menschentypen werden in Form einer persönlichen Anrede dargestellt, so daß sich der Leser selbst darin erkennen und sein geeignetes Mittel auswählen kann. Es wird kaum einen Leser geben, der sich nicht angesprochen fühlt, denn wer ist schon frei von seelischen Schwächen oder Spannungen?

Verlag Hermann Bauer · Freiburg im Breisgau

Verlag Hermann Bauer · Freiburg im Breisgau

Dr. med. Götz Blome
Das neue Bach-Blüten-Buch
477 Seiten, gebunden; ISBN 3-7626-0446-0

Dieses Buch ist sowohl für Anfänger als auch für Erfahrene bestimmt und stellt eine unentbehrliche Ergänzung zu jedem auf dem Markt befindlichen Bach-Blüten-Buch dar. Es stellt exclusiv drei wesentliche Neuerungen vor, die für eine seriöse Behandlung unerläßlich sind und vor allem die praktische Anwendung erleichtern.

Es enthält im ersten Teil eine neuartige, psychologisch fundierte und gut verständliche Erläuterung der einzelnen Mittel. Diese leicht verständliche Analyse geht weit über die üblichen schematischen Beschreibungen hinaus.

Der zweite Teil enthält eine genaue Beschreibung der über 200 Kombinationsmittel, deren Beschreibung und Erläuterung eine genauere, individuellere und damit effektivere Therapie ermöglichen.

In dem abschließenden umfangreichen Repertorium, eine Art Therapeutisches Stichwortverzeichnis, werden alle wichtigen Störungen und Krankheiten aufgeführt und die dafür geeigneten Bach-Blüten angegeben. Vor allem für Anfänger bedeutet dies eine wesentliche Erleichterung bei der Mittelbestimmung.

Verlag Hermann Bauer · Freiburg im Breisgau

Verlag Hermann Bauer · Freiburg im Breisgau

Dr. med. Götz Blome
Wirf ab, was dich krank macht
216 Seiten, gebunden; ISBN 3-7626-0358-8

Dieses Buch ist keine theoretische Abhandlung, sondern die Frucht täglicher Lebenserfahrung und jahrelanger Beobachtung. Ihm liegt die Erkenntnis zugrunde, daß nicht das Leid, sondern die Freude der Sinn des Lebens ist, und daß jeder, obwohl er seinem Schicksal ausgeliefert ist, in seiner Bewußtwerdung, seiner Suche nach Wahrheit und Klarheit eine gewisse Chance hat, sie zu finden. Dazu muß alles, was dieser Freude im Wege steht und den Menschen leiden läßt, unbestechlich auf seinen Wahrheitsgehalt überprüft und entweder aus dem Leben entfernt oder in einem anderen freudvolleren Licht gesehen werden.

Dabei geht es vor allem um die Grundlagen des Selbstverständnisses und Weltbildes, um den Glauben und um das Bild, das jeder von sich selbst hat. Jedes ehrliche Bewußtwerden der Wirklichkeit trägt dazu bei, den Konflikt zu lösen. Was man einmal als richtig erkannt hat, läßt einen nicht leiden, sondern bereichert den Menschen. Hinter dem Leiden steckt meist die Weigerung, die Dinge so zu nehmen, wie sie sind, und sie als richtig zu akzeptieren.

Verlag Hermann Bauer · Freiburg im Breisgau

Verlag Hermann Bauer · Freiburg im Breisgau

Götz Blome
Bewährung in der Krankheit
187 Seiten, kart.; ISBN 3-7626-0296-4

Unser Leben führt uns immer wieder in Prüfungen, die wir bestehen müssen. So ist, besonders wenn wir krank geworden sind, die Stunde der Bewährung angebrochen: Wir sollen uns nicht nur um körperliche Gesundung bemühen, sondern vor allem die Möglichkeit zu innerem Wachstum nutzen. Unsere übliche Reaktion auf eine Krankheit besteht darin, sofort etwas zu tun, um sie wieder verschwinden zu lassen. Dabei vergessen wir aber, daß wir als geistig-seelische Wesen einen transzendenten Hintergrund besitzen und diesem Umstand mindestens genauso viel Aufmerksamkeit schenken müssen, wie unseren vordergründigen körperlichen Gegebenheiten.

Daß wir in Not geraten sind, sei es Krankheit oder ein Lebensproblem, zeigt uns, daß wir wieder nach der Verbindung zu jener geheimnisvollen Kraft, die sie uns geschickt hat, suchen und uns unserer Lebenssituation bewußter werden müssen. Der erste Schritt muß nach Innen gehen, ihm folgt dann der zweite, der praktisches Handeln und Behandeln bedeutet.

Dieses Buch wendet sich nicht nur an kranke Menschen und ihre mitbetroffenen Angehörigen und Ärzte, sondern auch an jene, die sich für gesund halten, denn die Krankheit ist, in welcher Form auch immer, ein wesentlicher Bestandteil unseres Lebens.

Verlag Hermann Bauer · Freiburg im Breisgau